U0198636

伤寒传习录

（上部）

吴雄志　著

辽宁科学技术出版社
·沈阳·

图书在版编目（CIP）数据

伤寒传习录．上部 / 吴雄志著．— 沈阳：辽宁科学技术出版社，2023.9（2024.10 重印）
ISBN 978-7-5591-3121-8

Ⅰ．①伤… Ⅱ．①吴… Ⅲ．①《伤寒论》 Ⅳ．① R222.2

中国国家版本馆 CIP 数据核字（2023）第 143330 号

出版发行：辽宁科学技术出版社
　　　　　（地址：沈阳市和平区十一纬路 25 号 邮编：110003）
印 刷 者：辽宁新华印务有限公司
经 销 者：各地新华书店
幅面尺寸：145mm × 210mm
印　　张：6.375
插　　页：8
字　　数：270 千字
出版时间：2023 年 9 月第 1 版
印刷时间：2024 年 10 月第 2 次印刷
责任编辑：寿亚荷
封面设计：王艺晓
封面制作：刘冰宇
责任校对：刘　庶　赵淑新
书　　号：ISBN 978-7-5591-3121-8
定　　价：76.00 元

编辑电话：024-23284370
邮购热线：024-23284502
E-mail：1114102913@qq.com

序

经云：宣明大道，通于无穷，究于无极，当藏之心意，合心于精，非其人勿教，非其真勿授，是谓得道。盖得其人不教，是谓失道；传非其人，慢泄天宝。余哀苦海之无边，众生于是生老病死，无有终时，乃汇通中西，穷溯古今，传于至道，习之天下。

呜呼！精光之论，大圣之业，保于无穷，流于无极。藏之心意，合心于精，斋戒沐浴，每旦读之。非人勿教，非真勿传，诚菲德者，不受至道。得人不教，是谓失道，传非其人，慢泄天宝。守一勿失，神自得之，着于竹帛，不传子孙。正阳之日，歃血传方，背此言者，必受其殃。

吴雄志

壬寅冬于海天阁镜心斋

目　录

第一章　为何学习《伤寒论》

为何学习《伤寒论》？清代就有很多医家提出来古法不治今病，那么，1800年前的《伤寒论》到了今天还能否治病就成了一个问题。世界卫生组织认为中医是一门年轻的传统医学，中医并不算历史悠久。因为距今大概2000多年的《黄帝内经》介绍的主要是理法体系，如果要形成理、法、方、药都具备的系统的医学，还需要完备的方药，而《伤寒论》《金匮要略》就有很多方，所以，理、法、方、药都具备的系统的医学体系，就是《伤寒杂病论》建立的。东汉《伤寒杂病论》距今已有1800年了，那么《伤寒杂病论》还能不能用于今天的医疗，还有多少医学价值，这是第一个问题，这就涉及我们古今一统的问题。

说到古今一统，古，我们以《伤寒论》为基础去说古，因为《伤寒论》之前中医没有形成系统的方药体系，那么到《伤寒论》有了经方，它的这个理、法、方、药体系完全建立了，都是以《伤寒论》为核心体系。因为唐代一些医书记载了《伤寒论》，像孙思邈的著作，而《金匮要略》又是宋代辑出来的，那么无论是到东汉还是到唐宋，这个"古"以《伤寒论》为核心。那么"今"，就是从东汉以后，或者到宋朝以后，那么多的医书，它们之间是一个什么关系？

古今需不需要一统？如果《伤寒论》没有价值了，那就不需要做古今一统。

如果古今不一统，那么这些医书如此的纷繁复杂庞大，我们又如何去把其理论形成一个系统的医学理论体系？这是我们要思考的问题，即为什么我们要学习《伤寒论》。

第一节　中医发展简史

中医发展的历史，主要有以下几个阶段。

先秦时期，是以《黄帝内经》或者《难经》为它的核心思想，还有人认为《黄帝外经》等也是它的核心思想，但就现在看到的知识体系来说，还是以《黄帝内经》或者《难经》为核心思想，因为是它们构成了中医的理法体系。

从大体上成书的时间来看，《黄帝内经》主要的文献应该在战国时期，一部分文献在西汉时期。所以严格来讲，要说《黄帝内经》《难经》是先秦的还不完全，因为它里面可能有些篇章、内容见于西汉；而且在《黄帝内经》里面，可以看到其他书籍的内容，如《史记》《道德经》《易经》等。以《史记》来说，可能就能涉及西汉的问题。西汉的很多文献，在《黄帝内经》里面能看得到，也能找到它的出处。但总体上主要的内容是在战国时期形成的，所以说它是先秦时期的文献。

两汉确定了中医的方药体系。这个方药体系，一个是《伤寒论》，一个是《神农本草经》，因为《伤寒论》有很多方剂，《神农本草经》主要介绍了中药。

唐宋时期是中医方剂爆发的时候。虽然《伤寒论》记载了一两百个方，但和唐宋时期的方书相比有其特殊性，它不是一本方书，它是理、法、方、药贯通的一本书。到了唐宋时期，方剂发生了大爆发，因为唐宋时期中华文明形成了极大的特色，唐代是中华文明的一个高峰，而宋代的社会形态，使得中国的科技，包括中医实现了一个爆发式的发展，这个时候方剂学得到极大的繁荣。

到了金元时期（图1），由于北宋主要是和辽相对抗，到南宋主要是和金相对抗，因为金国的建立大概是在北宋徽宗的时候。宋徽宗联金灭辽以后发生靖康之变，北宋灭亡，南宋建立，后来元代兴起又灭了金，然后灭了宋。所以在金元时期总体上以南宋为主，因为这段时期北宋存在的时间很短，大体上是南宋和元，因此叫金元时期。宋、辽、夏、金、元先后主要的政权有5个。所以金元时期，其实就是辽、夏、金、元这几个主要的政权在对立。以前主要是天下意识，到宋代时国家意识比较强了，但是由于金元时期这些主要政权的对立使得当时国家的意识形态也比较分裂，所以国家意识相互之间也比较对立，存在分歧，由此反映到中医上，这个时候各家学说就兴起了，导致金元四大家都有不同的学术思想。因此金元四大家是中医各家学说形成的一个重要根源。

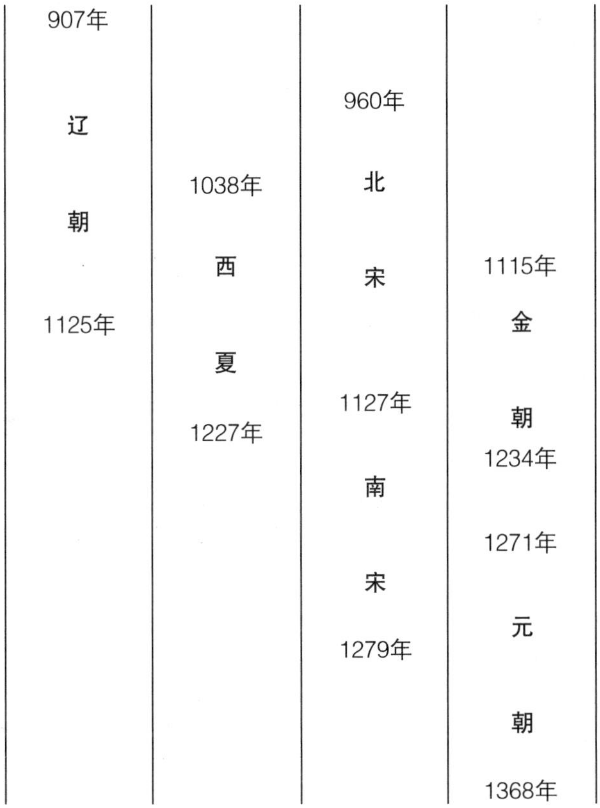

图1 金元时期年代示意图

而明代又往后延续到了清代，直至晚清，最后一个重要的学术流派扶阳兴起了，以郑钦安为代表的扶阳学说，或者往上追溯到他的老师刘子塘。

晚清和民国时期还有一个很重要的学派就是中西汇通，加上来自今天的中西医结合，如此，几乎中医的各家学说总体就已经建立了，所以中医的发展，大体上经历了先秦两汉、唐宋金元、明清民国，直到今天。

先秦奠定了中医的理法体系，两汉奠定了中医的方药体系。唐宋是中医的方剂学大爆发，而方剂学的大爆发为金、元、明、清各家学说的形成奠定了基础。由于晚清受西医的冲击，从晚清、民国到今天形成了一个新的学术流派，即中西汇通或者中西医结合。

在中医发展的各个历史阶段，重要的医籍大约有7000种，也就是有数万册这么庞大、海量的知识量，当然具体数量各说不一。中医有多少流派？目前认可的流派大约有数百个，而市面上的流派大约有四五千个，再加上互联网的兴起，好多人自成一派，以至于目前都无法弄清楚中医有多少派了。所以，中医的理论体系，它需要我们重新去认知，要学懂中医，就要去认知它的理论体系。

第二节　古今一统

以下举几个简单的例子，来说明我们为什么要学习中医经典。

（一）戊己丸与乌梅丸

《太平惠民和剂局方》，简称《局方》，这是宋代的一本书。《局方》有首方叫戊己丸，《伤寒论》有首方叫乌梅丸。戊己丸和乌梅丸有啥关系，这两首方表面看没有关系，但是换个思路去看是不是真没关系（表1）。

戊己丸有味药叫白芍，乌梅丸有味药叫乌梅，都走肝经；戊己丸有黄连，乌梅丸有黄连、黄柏，都是苦寒药；戊己丸有吴茱萸，乌梅丸有蜀椒，都是暖肝散寒的。所以通过比较就发现，乌梅丸和戊己丸，一个是小方，一个是大方。乌梅丸是厥阴经的方，戊己丸也是厥阴经的方，因此乌梅丸的适应证，就是戊己丸的适应证。但有一点不同，因为乌梅丸有治疗口渴的作用，它治口渴的效果比戊己丸好。那么戊己丸的适应证是什么？

表1　戊己丸与乌梅丸比较

《太平惠民和剂局方》	《伤寒论》
戊己丸	乌梅丸
白芍	乌梅
黄连	黄连、黄柏
吴茱萸治标	蜀椒、细辛、干姜、附子、人参、当归扶正，慢性病治本
反酸、腹泻	气上冲胸，胸中痛热，下之利不止（反酸、烧心）

重订623：厥阴之为病，消渴，气上撞心，心中疼热，饥而不欲食，食则吐蚘，下之利不止。（326）

《伤寒论》厥阴病篇的这一条就是戊己丸的适应证，只不过说它治消渴效果差一些，而乌梅丸治消渴的效果更好。这样一下就把戊己丸的作用弄明白了，比如心中疼热，反酸，胃食管反流病，乌梅丸有效，戊己丸也有效。

心中疼痛，可以是心肌梗死，或者不稳定型心绞痛，尤其是还没发生心肌梗死的不稳定型心绞痛，因为不稳定型心绞痛容易发生心肌梗死，此时用戊己丸，效果非常好。这个时候用桃仁、红花、当归、川芎等药活血的效果并不好，那是针对稳定型心绞痛的，对于不稳定型心绞痛，传统的四物汤、桃红四物之类的效果不好。

戊己丸还可以治腹泻，"厥阴之为病，消渴，气上撞心，心中疼热，饥而不欲食，食则吐蚘，下之利不止"。一个时方（《太平惠民和剂局方》中的方叫作时方）戊己丸，可以把它归到厥阴病篇，它具有和乌梅丸相似的结构及相似的疗效，但是它和乌梅丸又不相同。

蜀椒和吴茱萸都是厥阴经的药，一个大建中汤，一个吴茱萸汤都是厥阴经的方药。但是三阴是个递进关系，乌梅丸不仅用了蜀椒，它还有太阴经的干姜，还有少阴经的附子、细辛。厥阴经的病既有少阴经的表现，又有太阴经的表现。少阴经的病有少阴经和太阴经的表现，只有太阴经的病不见少阴经和厥阴经的表现。另外，乌梅丸还有当归、人参是治本的。所以用乌梅丸是一个比戊己丸更复杂的标本兼治的方法。急则治标，缓则治本，如果要快速缓解症状，戊己丸有时疗效比乌梅丸来得要快。这个就是《伤寒论》和后世方剂之间的关系，通过学习《伤寒论》，就能够明白很多后世方剂的源流。

（二）温脾丸与乌梅丸

我们再来说时方和经方的关系，乌梅丸和温脾丸（表2）。

大家都知道男性和女性有"七七、八八"之说。女性"七七"、男性"八八"之后很多人都大腹便便，腹部很大，也腹胀便秘。这是中年以后步入老年，开始发福了，这些人多有三高，腹部也胀，大便不好解，我们说"七七、八八"之后是厥阴当令（彩图1），治疗这种情况有一个方叫温脾丸。

表2　温脾丸与乌梅丸比较

《备急千金要方》	《伤寒论》
温脾丸	乌梅丸
大黄：便秘	乌梅：腹泻
黄连、黄柏	黄连、黄柏
吴茱萸（深师方用蜀椒）	蜀椒
干姜、桂心、附子、细辛	干姜、桂枝、附子、细辛
当归	当归
麦芽、神曲：消导	人参：补气

　　女性可以早衰，男性也可以早衰，所以不一定女性到49岁之后，男性到64岁之后，女性围绝经期都可以出现这些症状。那女性40岁以后，男性50多岁以后好多这种情况，还可以用温脾丸来治疗。

　　温脾丸是个后世的方，它和乌梅丸是什么关系？

　　乌梅丸用乌梅治腹泻，温脾丸用大黄治便秘，这种男性或者女性经常便秘；乌梅丸用黄连、黄柏，温脾丸用黄连、黄柏；乌梅丸用蜀椒，温脾丸用吴茱萸。当然深师的温脾丸用的是蜀椒，因为蜀椒、吴茱萸都是走厥阴肝经，暖肝散寒。乌梅丸用干姜、桂枝、附子、细辛，温脾丸用干姜、桂心、附子、细辛；乌梅丸用当归，温脾丸用当归。乌梅丸用人参补气，因为腹泻；温脾丸用麦芽、神曲消导，因为便秘需要消食。《伤寒论》的条文是：“厥阴之为病，消渴，气上撞心，心中疼热，饥而不欲食，食则吐蛔，下之利不止。”如果一个厥阴病，这个人大便稀溏，容易腹泻，可以用乌梅丸；也有很多乌梅丸证的人，他表现不是容易腹泻，他是容易便秘，就可以用温脾丸，把乌梅换成大黄就可以了。如果经常腹胀，加点麦芽、神曲、山楂都可以。因为腹胀的人吃了人参会更加腹胀，所以温脾丸里面没有人参。

　　后世的方，一旦把它归到六经体系之后，这个处方的适应证以及如何使用，思路就会很清晰。当了解了厥阴病的基本临床表现和其治疗原则时，后世方和经方之间，就被打通了。因为六经是一个疾病的模型，就可以把学到的所有的方套到这个疾病模型里面去。所以学习《伤寒论》最重要的不是学那100多个方，或者说还有失传的200多个方，最重要的是学习它的思想。《伤寒论》我们说它不只是一本方书，它的思想更值得我们去学习。

（三）温脾汤与大黄附子汤

　　《备急千金要方》有温脾汤，《伤寒论》有大黄附子汤，都治阳虚导致的便秘（表3）。

表3　温下方温脾汤与大黄附子汤比较

《备急千金要方》	《伤寒论》
温脾汤	大黄附子汤
大黄	大黄
附子	附子
人参、甘草、干姜：脾虚	细辛：发热、疼痛

　　两首方都用了大黄与附子。大黄附子汤有细辛，用于发热、疼痛，当然大黄附子汤证不一定发热、疼痛，只是原文记载了"胁下偏痛，发热，其脉紧弦，此寒也，以温药下之，宜大黄附子汤。"描述的是慢性阑尾炎急性发作以后出现的胁下偏痛，发热。

　　另外，因为三阴是个递进关系，既然有少阴病，那就可能有太阴脾虚的表现，所以温脾汤用了人参、甘草、干姜。这个干姜和附子之间配伍就要非常小心了，因为干姜抑制腺体分泌，而消化腺的腺体分泌减少会导致便秘，所以使用干姜的一个适应证是大便稀溏，便秘的人是不能用干姜的。但是它在干姜的基础上用了大黄去调节，因为大黄吃多了以后会腹泻。所以使用温脾汤，一定要掌握好大黄和干姜的剂量，这是本方的核心。如果拿不准，可以不用温脾丸里面的干姜，就用附子、大黄、人参、甘草。要是加上干姜，这个处方技巧性就很高了，因为《伤寒论》很明确地告诉我们使用干姜还有一个适应证，大便要稀溏。那为什么用上干姜会好一些？用上干姜，再用大黄，就不容易腹泻，而且也不容易导致攻下以后形成便秘，因为越吃大黄大便越秘结，排完大便之后还会出现便秘，所以反复使用大黄，容易形成习惯性便秘。

（四）再造散与麻黄细辛附子汤

　　我们再讲一个例子，再造散。

　　阳虚的感冒在《伤寒六书》叫"无阳证"，治疗阳虚的感冒有个方叫再造散，它是由羌活、防风、细辛、附子、桂枝、甘草、生姜、大枣、赤芍、人参、黄芪组成的。这个方里面有桂枝汤，有细辛、附子、羌活、防风，本质上可以认为是麻黄细辛附子汤的架构（表4）。

表4　温阳解表方再造散与麻黄细辛附子汤比较

《伤寒六书》	《伤寒论》
再造散	麻黄细辛附子汤
羌活、防风：太阳	麻黄：太阳
细辛：解热镇痛	细辛：解热镇痛
附子：少阴	附子：少阴
桂枝、甘草、生姜、大枣、赤芍：桂枝汤	
人参、黄芪：太阴	
川芎：治头痛，和营卫	

　　当然很多人不敢用麻黄，或者有的地方没有药。太少两感证，代表方麻黄细辛附子汤，假如没有麻黄怎么办？《伤寒六书》里面的再造散用羌活、防风去代替麻黄，虽然它是一个后世的方，其实本质上就是张仲景的麻黄细辛附子汤，但是它和麻黄细辛附子汤又多了不同的地方。三阴是个递进关系，温少阴还可以加上一个补太阴的药，还有桂枝汤。桂枝汤是健脾的，四君子汤也有健脾作用，但是桂枝汤既健脾又解表，加人参、黄芪，是加了补气的太阴经的药，然后用一个止痛的川芎，因为感冒以后容易头痛，从这里我们就可以看到川芎不仅止痛，又可以和营卫。

　　再造散是在张仲景的麻黄细辛附子汤基础上加了补太阴的药，使得这个处方见效没有麻黄细辛附子汤那么直接，因为急则温之，缓则补之，如果要快速地发表散寒，对阳虚的人，麻黄细辛附子汤来得更直接。但是再造散加了一些补的药物，它对感冒后期的症状缓解得更彻底，更好，所以各有各的优点。

　　一旦把《伤寒论》的这个体系弄明白以后，其实后世所有的方都可以纳入仲景的六经体系，从而实现中医理论体系的一统。

　　为什么中医理论体系要一统？因为当前我们实际上是中医、西医、中西医结合三种医学并存，这不利于医学的发展，三种医学也不可能永久地并存下去。

　　要解决现实中存在的中医、西医冲突的问题，目前是通过中西医结合，或者过去讲的中西汇通，或许有助于中医的发展。中医和西医之间首先是相互诠释，这就是最早的中西汇通，就是去相互解释，中西互参。然后到张锡纯就做到中西的融通，他已经不是互参了，他是互补的。所谓中西汇通，就是要做到中西的合璧，要做到中西理论体系的一统，去除中西理论体系长期的分离、对立，把这两种体系重新整合起来，构建新医学，这就叫中西合璧、中西一统，只是很难、很难。但是要做到中西一统，还有一个很重要的前提就是中医要一统，如果中医的理论体系都是外感、内伤，经方、时方，各家相互分歧，那是没有办法与西医的理论体系进行更深层次地诠释，或者融合，或者融通，或者合璧。所以，要做到中西一统，前提是要做到寒温一统、内外一统、古今一统。

　　寒温一统，就是把伤寒与温病统一起来；内外一统，就是把外感和内伤统一起来；古今一统，就是要把经方与时方统一起来，进而构建一个系统的医学体系，而不是一个混沌的医学体系。

　　所以，我们中医公认最常见的伤寒学派、温病学派、攻下学派、寒凉学派、补土学派、扶阳学派、温补学派、滋阴学派，这8个学派之间的关系是什么，应该怎样用一套理论体系去评估分析这8个学派的优点、缺点，它们在哪些地方对中医有所发挥，有所发展？最好的一个模型就是《伤寒论》的六经模型（彩图2）。

　　但是如果我们还停留在各家学说的这个阶段，那说明我们对中医一些本质的东西的理解存在问题。比如太阳病，太阳病属于上焦病，卫分证。张仲景就把太阳病举出了有伤寒、有温病，这就涉及伤寒学派和温病学派。阳明病相当于温病的气分证，阳明在经和寒凉派有关系，阳明在腑和攻下学派有关系，这个攻下学派既有气分的阳明病，还有血分的膀胱蓄血证，那个在太阳腑实证里面，这都属于气分病。到了中焦的虚证，就是太阴病，主要由补土派阐释相关问题，太阴病不能有热证。热证由阳明传入少阴，和滋阴学派有关系，所以是温病营血分的证。如果寒证由太阴传入少阴，那就涉及扶阳学派和温补学派。

急则温之，那是扶阳学派，比如四逆汤；缓则补之，那是温补学派，比如金匮肾气丸。这样一来，即可把这8大流派的学术思想都统一进去了（彩图3）。

这些辨证体系、学说，因为从中医传统学术思想来看，各家学说归纳起来就这8个流派。中西汇通本身不在中医自身的学术体系里，不外乎就是伤寒、温病、攻下、寒凉、补土、滋阴、扶阳、温补。

虽然温补学派和扶阳学派分歧比较大，但我们看《伤寒论》，急则温之四逆汤，缓则补之肾气丸。郑钦安在四逆汤的基础上发挥了很多，形成了扶阳学派；而张景岳在肾气丸的基础上发挥了很多，比如左归、右归，等等，形成了温补学派。这些都是在这套六经模型理论体系下，在某一个层面上的发挥和发展。虽然扶阳学派的人说张景岳的方法不行，他那个温补学派就是见效慢；但是扶阳学派也有缺点，扶阳学派虽治病见效快，但是有时不断根，附子吃了七八年还在温阳，好多时候收不了功。这个收功的本事在温补学派，温补学派对疾病的根治性很强。我曾治过一个肺纤维化病例，特发性肺纤维化的患者下不了床，吃药吃两三年最后到广东深圳打工去了，那见效就是很慢，但是到最后把一个肺纤维化的人治成像一个正常人一样，那你说温补学派是好还是不好？很难说。

这8个学派各有其特点，但是在本质上都是在六经模型这个框架，整体的这个知识体系下的一个发挥和发展。有人说少阳和厥阴没有讲，其实在中医的学术体系里面也讲了。比如伏邪，伏邪温病。伏邪是温病的一种，明清时期有关温病的书里面都从少阳去讨论它。

总体上讲，太阳、少阳属于上焦，是卫分证，主要涉及伤寒学派和温病学派的问题。因为太阳有寒和热，而寒证化热要经过少阳，若是热证直接就传阳明了，这个属于伤寒学派和温病学派的问题。传入阳明就到了气分，就到了中焦，到了中焦气分的阳明经证，大热、大汗、大渴、脉洪大的就是白虎汤证，属于寒凉学派的问题。白虎汤有各种变化，不一定非得用白虎汤，不同的情况就用不同的方。但是持续的炎症反应导致便秘，那就属于攻下学派的范畴。便秘有气分还有血分，血分蓄血证就在太阳腑证里面。如果是一个脾虚的人，这个炎症一退了以后就会出现消化不好，感冒以后常常消化不好，这就是脾虚的人传入太阴，那是补土学派的问题。有可能体质很壮实，从阳明直接就传入少阴，传到下焦少阴营血分，这个时候就要滋阴凉血。如果是虚证，传入太阴再传入少阴，就是脾肾两虚，已经到肾虚的这种程度了，那么急则温之，腹泻很严重赶快用四逆汤温之，缓则补之，慢性病需要缓缓补之，100天一个疗程。最后疾病还可以传入厥阴，就是心肺衰竭、休克死亡，这都是机体生病传变的基本规律。所以中医的知识体系是可以统一起来的。

由于中医的知识体系没有完全统一起来，就出现很多的观点。

第一个观点：《黄帝内经》《伤寒论》无关论。该观点认为中医有两个源头，理法是《黄帝内经》，方药是《伤寒论》，两者没有关系，也就是说中医的理论和实践是没有关系的。这是经方学派经常讲的，研究经方的很多人都认为，《黄帝内经》和《伤寒论》没有关系，这是两本书，《黄帝内经》不是《伤寒论》的历史源流。这让我们非常不理解，因为我是学西医的，我完全不能够接受任何一个学术体系的理论和实践没有关系。作为一个实践的操作体系，如果和理论体系没有关系，就是理论实践"两层皮"。中医的学术体系不应该是"两层皮"，中医的理法和方药体系是一贯的，是一个完整的学术体系。所以我是坚决反对《黄帝内经》和《伤寒论》无关的观点。

第二个观点：六经经络无关论。好多人说六经和十二经络没有关系，太阳病和太阳膀胱经没有关系。如果太阳病和太阳膀胱经没有关系，为什么感冒了一刮膀胱经就见好？如果没有关系，那为什么还有膀胱蓄水五苓散证？有人说没关系，是因为太阴病就讲的太阴脾没有肺。那黄芪建中汤加半夏就治肺病，小青龙汤也治肺病，怎么就没有太阴肺了？如果六经和十二经都没关系，那么六经是怎么来的，那太阳病的物质基础是什么？这个世界物质、能量、信息是相互影响的，信息背后也有物质基础。

第三个观点：六经有足无手论。有人说只有足少阳胆经没有手少阳三焦经，谁说没有手少阳三焦经？那个柴苓汤，小柴胡汤合五苓散来治疗水液失调的疾病，就是因为三焦是液道，小柴胡汤不仅治胆道的疾病，还治疗三焦的疾病，还能够利水。"上焦得通，津液得下，胃气因和"，谁说张仲景的六经有足无手？

第四个观点：六经是为六病论。就是说张仲景写了一本书，书里讲了六种病，成书后，为取书名烦扰，最后发现有个六经也是六，反正是六就取名六经。

上述这些观点使得中医的学术思想越来越碎片化，我个人坚持中医的理论体系是一致的，这就涉及《伤寒论》的本质是什么这一问题。

我们今天讲的一个核心的问题，就是我们如何由一个混沌系统走向一个分类系统，走向一个科学的分类系统。一个科学的分类系统，要解决的问题是：古今一统，内外一统，寒温一统，中西一统。为什么要强调古今一统？是因为在《伤寒论》以后，中医开始进行分家，形成了一个极为庞大复杂的知识理论体系，这个资源庞大的复杂知识体系还经常自相矛盾，各说各的理，但是其实本质上它们是不矛盾的，矛盾的地方在于它的界限没有一个明确的划分，因为中医是一个混沌系统，所以就需要重新架构知识体系，那么就需要由混沌系统知识体系走向分类系统。

第二章　《伤寒论》的本质特征

《伤寒论》的本质需要我们借助现代科学来解释。

《伤寒论》的本质是一个分类体系。这个分类体系，首先把病分为阳经病、阴经病，就是病发于阳、病发于阴；然后对阳经病再分出三阳——太阳、少阳、阳明，对阴经病再分出三阴——太阴、少阴、厥阴；每一条经又分出了在经、在腑或者在脏，三阳是在经在腑，三阴是在经在脏，就是不同的证；那么在经在腑或者在经在脏的证，它们都有各自的代表证。

六经是一个分类系统，而分类学是一门学科，因此，《伤寒论》这本书奇特的地方在于最早且很好地使用了分类学的原理。

分类学的原理，可以通过这个六经辨证系统"发育树"来理解（彩图4），分类学是基于系统"发育树"的。人生病了，那么多种病我们怎么去认知？要认识疾病就要分类，要分类就有一个阶元系统，就是说要有梯度、有层次的分类，因为如果只有一层就没法分类，要有一层、两层、三层，才可以去分，那么一层、两层、三层就是阶元系统。

六经的阶元系统就分了几层。第一层分病发于阳、病发于阴。先把这个阳经病、阴经病分出来，把疾病先分出两大类，一类是三阳的病，阳经病；一类是三阴的病，阴经病。因为它们表现出了不同的规律：阳经病是传变——太阳传少阳、少阳传阳明；阴经病是递进——起初这个人腹部凉属太阴病用理中丸，然后慢慢手脚凉了，就由太阴脾阳虚传到少阴肾阳虚，得加附子，用附子理中丸，然后慢慢地脉细欲绝，脉都摸不清楚了，附子理中丸效果还不好，因为已经传到了厥阴经，所以加一味走厥阴经的丁香，用丁附理中丸。就是厥阴病包含了厥阴、少阴和太阴，少阴病包含了少阴和太阴，太阴病只包含太阴。所以三阴是个递进关系，三阳是个传变关系——刚刚开始在太阳，过几天传少阳，然后传阳明，它是个传变关系。

第一节 分类系统

认识《伤寒论》的这个密码十分重要，因为作为传统中医的医生，他的知识体系是混沌体系，不是分类体系，在他的思维体系里面没有建立这个分类体系的框架。

什么叫混沌体系？一个患者来了，10个医生可以开出9个处方，这就叫混沌体系。常常是这9个处方你不能说哪个绝对对、哪个绝对错，可能有的是绝对对、有的是绝对错，但是有几个处方都有效。混沌体系的特点是什么？绝对对是一，绝对错是零，那混沌体系是0～1的这个开放区间内，围绕着0.5左右摆动。大于0.5你说这个医生处方开的好，小于0.5你说这个医生处方开的不好。来一个患者10个医生开了10个方，以最好的医生为标准作为1，还有最差的医生开的作为0，排除1和0，剩下的方，以0.5为中间值，都在0～1区间摆动。

所以这是一个混沌体系，不是一个分类体系。学习《伤寒论》就是要搭建我们的这个分类体系，把中医的治疗走向精准。什么叫作精准？就是10个医生要开出几乎相似的一个处方。因为大于0.5的处方都是有效的，但它们不是最优的，这个患者的最优解究竟是什么？依赖于我们分类体系的建立。我们通过学习《伤寒论》，把我们的思维由混沌体系的中医学思维，转化成分类体系的中医学思维。

一、分类的本质

首先大家要认识到，分类学这个学科的本质是什么。

分类学基于3个步骤，第一是分解，第二是类别，第三是归类。首先要把疾病进行分解，然后确定其类别，最后进行归类。

分解的本质是排除无关要素，提炼必要要素。比如小柴胡汤，小柴胡汤有它的必然证，还有它的或然证，它有7个或然证，那么必然证就是它的必要要素，必须要出现的，"但见一证便是"的，那就是它的必要要素，要把它的必要要素提炼出来，那些必要要素就是它的本质规律。然后去合并同类项，合并同类项就是去积累，按照事物的属性建立类别进行归类。事物的属性就是我们讲的规律，疾病背后的本质规律，也就是中医讲的理，理法方药的那个理。理就是规律，就是事物背后的本质规律，就是事物的属性，然后建立类别进行归类，归类的结果是追求一致化。比如对于同一个患者，10个医生开出10个方，就不是一致化，因为中医的一致性特别低。你找这个医生这么说，找那个医生那么说，表明了中医是一致性比较低的一个学科，也是基于中医这个学科是一个混沌体系而不是一个归类体系。

只有归类体系才能够追求一致性，一致性使得某个要素在类别的集合体中得以集中。

我们把病分为太阳病、少阳病、阳明病，太阴病、少阴病、厥阴病。太阳病就是一个集合体，在这个集合体中，各个要素集中在太阳病里面，表证就是太阳病的集合体，所有的表证我们都可以归在太阳病。当然太少两感证，既可以归在太阳病，也可以归在少阴病，但是因为有表证，归在太阳病是没有问题的，它只是体质不同的人发生的表证。阳明气分证代表了炎症反应，全身炎症反应综合征都可以归在阳明病里。当然阳虚的人发生了炎症反应，既可以归在少阴病里面，因为它本质是阳虚；也可以归在阳明病里面，因为它现在主要是炎症反应，气分热证。

它就是一个要素在一个集合体中得以集中体现。那么我们就知道太阳病背后的本质规律是什么，这个要素的本质是什么，就是这个太阳表证的本质是什么，其他的要素不是它的必要要素，但它会影响太阳病的转归。掌握了太阳病最本质的表现是什么，然后再看其他五条经怎么样去影响它的转归，这是我们六经辨证的核心。最后的目的是各类病达到纯粹化，我们如何在太阳病的基础上去分析其表证，分析它的伤寒、分析它的中风，这是它的纯粹化。当然，它有影响因素。比如少阴阳虚的人，他感冒了会是什么规律，太阴脾虚的人他感冒了又是什么规律，这些规律基于太阳表证的本质，而且受其他经的影响。

所以分类的本质是一个提炼的过程，提炼筛选选择，也就是从象到理，从疾病的外在表象到其内在规律。我们认识疾病不是基于疾病的外在表现，而是基于其内在规律，它的内在规律就是其分解和归类事物的基本属性。

二、概念的形成

中医知识体系，是以混沌系统的方式来呈现的，这里面一个根本的原因是，中医的概念是基于生活概念。

人们每天都要说话，通过语言和文字认识世界，文字是语言的载体。由于我们使用语言，我们采用了人类特有的思维，因为你在思考任何东西在你大脑里面都是概念，杯子、桌子、板凳、张三、李四、王五、中医伤寒，全是概念。

我们知道，一个句子由主语、谓语、宾语构成，主、谓、宾都是不同的概念，就是名词、动词，然后组成一个句子。可见概念是我们认识世间的物质基础。

所以人类特有的思维，它是基于语言，文字是语言的载体，语言是基于单词，单词形成句子，句子形成段子。

概念是反映对象的本质属性的思维形式。人们在认识事物过程中，从感性认识上升到理性认识，把所感知的事物的共同本质特点抽象出来，加以概括，就成为概念。概念应该有3种：生活概念、科学概念和哲学概念。

生活概念是对物质事件最初步的抽象。比如苹果，它就是生活概念，那个圆圆的、脆脆的叫苹果，它是一个最初级的雏形，没有形成科学概念。

科学概念是在生活概念上进一步地抽象，去寻找生活概念后面更本质的规律，比如水果，水果是在苹果基础上进一步地抽象。

中医是一门学科，学这门学科最特殊的在于它是采用了生活概念。比如"上火"了，什么叫火，你见哪个人燃起来了吗？说你"上火"了，舌头烂了，他舌头是烤烂的，谁能把他舌头像烧烤一样烤？所以这个概念是生活概念。把生活概念用到了学科里面，学科需要科学概念，去揭示生活概念后面的本质规律要进行二次抽象，它没有进行二次抽象，直接把生活概念"金木水火土"就用过来了。

所以中医的概念主要是生活概念，同时还有哲学概念。它是在古代哲学思想指导下的一种体系，所以由阴阳五行构成了它核心的哲学学说：阴阳五行，气一元论。

科学概念需要二次抽象，来对概念下定义，明确概念的内涵和外延。内涵是什么东西"是"，外延是什么东西"不是"。

"火"，什么是中医的火？什么不是中医的火？由于没有对生活概念进行二次抽象，形成科学概念，所以这个"火"它是模糊的一个词，我们不知道什么是中医的"上火"，什么不是中医的"上火"。因为它是一个模糊概念，它把生活概念用到科学学科领域，就形成了一个模糊的概念，它有内涵和外延，但没有一个绝对又清晰的界限，这就带来一个问题——如果说这个概念的内涵和外延不是绝对清晰的，那么它形成的判断，就不是绝对准确的。

"脾胃内伤，百病由生"，这个判断不见得是对的，可以说它不是绝对准确。百病，"百"是形容词，就是所有的病都是由脾胃内伤引起的吗？"穷必及肾"，那所有的慢性病都是肾病了？你又说"脾胃内伤，百病由生"，你又说"穷病及肾"，究竟谁对？它的每个判断都不是绝对准确的，由于它的判断不是绝对准确，所以就不能够形成严格的逻辑推理。

因为概念的内涵和外延没有准确的定义，导致其判断不是绝对准确的，由此不能形成严格的逻辑推理，进而它搭建的知识体系是一个混沌系统。混沌系统的问题就是在于概念不清晰，缺少严格的判断和推理。

举个例子，来一个慢性肾病患者，今天老师开了金匮肾气丸，学生说老师为什么开金匮肾气丸？老师说他病5年了都没好，"穷必及肾"，开金匮肾气丸。好，开了金匮肾气丸不见效，一周以后患者又来了，老师开补中益气汤。学生说怎么又开补中益气汤了？老师说

"脾胃内伤，百病由生"，那不开补中益气汤开什么？补中益气汤又不见效，这患者不甘心，又来了，老师给开了个温胆汤。学生说怎么又改温胆汤，就是治不好的病，怪病，怪病多痰。化痰也不见效，又一周来了，老师又开了血府逐瘀汤，学生说老师怎么由温胆汤改成血府逐瘀汤？老师说病了那么久了，"久病多瘀"。血府逐瘀汤又不见效了，又一周患者来了，老师开个小柴胡汤，他学生说为什么开小柴胡汤？老师说啥方法都用过了，没招了，"一气周流，百病不生"。

你看"脾胃内伤，百病由生""一气周流，百病不生"，互相矛盾。中医是一个混沌的体系，是实用主义，只要能够解释得通，能说得过去，能够有效就可以，但是这和科学追求真理是矛盾的。

实用主义没有把有效和科学严格区分开。

第一，你可能治疗这个疾病有效，可能这个患者症状缓解了，但症状缓解不等于疾病治愈，症状缓解不等于这个病好了，甚至可能是病情进展。

第二，就算他吃了你的中药，症状缓解了，也不见得是中药的原因，疾病还可以自己缓解，还有自愈性。他还可以吃了其他药没告诉你，还可以有自己的因素。

第三，就算是你的中药让他缓解了，你治疗有效不等于你理论正确，不等于你那套解释就是真正的规律。

因为基于实用主义，就不再去深挖背后的规律，这是我们混沌系统的问题，所以就要由混沌系统走向分类系统。

三、综合逻辑评判

中医认识疾病主要是基于疾病外在的表现，因为它是以辨证论治为核心。证是什么？证是症状和体征的结合，症状体征都是一个"象"，都是疾病的外在表现。比如气虚，表现为少气、懒言、乏力、舌淡、苔薄白、脉弱，少气、懒言、乏力，这是症状，舌淡、苔薄白、脉弱，这是体征，都是"象"。我们是以"象思维"为核心，基于疾病的外在表现去认识中医，但是张仲景的分类系统，是基于疾病的内在规律所建立的六经辨证系统。

《伤寒论》中体现的是逻辑思维，告诉我们如何基于疾病的内在规律去认识疾病，太阳病、少阳病、阳明病有明确的界限，太阴病、少阴病、厥阴病有明确的区别。而且每一个病后面有其本质规律，它是按照这个本质规律来进行分类的，它体现了逻辑思维。

但是1800年前，我们没有实验室检查、没有CT检查、没有血液的检查，我们认识疾病只能够通过外在的象，要从外在的象去找内在的理，是从象思维起步的。从象思维开始去认识疾病，最后落实到逻辑思维，中间需要一个桥梁，分类学就是联系逻辑思维与象思维的桥梁。

当张仲景把疾病分好类以后，就告诉你"太阳之为病，脉浮，头项强痛而恶寒"，具备"脉浮、头项强痛而恶寒"的人，就可以归在太阳表证里面。然后这个"脉浮、头项强痛而恶寒"又分为表虚、表实和温病，当然，在代表证的基础上还有更细的分支，就是表虚、表实也有区分，温病也有区分。

张仲景的分类是这么明确的一套分类系统，使得我们通过对"象"的观察，把"象思维"和"逻辑思维"，以及疾病背后的"理"，也就是"病机"，都给联系起来了，这是我们学习《伤寒论》需要特别注意的。

因为张仲景将混沌事物不断分解，在此基础上，提取事物的特性进行归类，所以分类本身是由分解和归类组成，它是用简单的描述，对象的描述，比如"脉浮，头项强痛而恶寒"，这是一个象，是症状和体征，通过对象的描述，它走向结构化、系统化和模块化的逻辑评判。

什么叫作结构化、系统化和模块化的逻辑评判？就像太阳表证，那就是结构化、系统化和模块化的评判。因为由阴阳分出六经，六经分为表证、里证，太阳有它的里证，就是它的腑证，三阴的里证则是脏证，那么它的这一条逻辑评判的标准机制，最终上升到复杂的、立体的综合评估标准，就是从"术"上升到"道"的层面。它这种结构化、系统化、模块化的逻辑评判标准属于"法"的层面，而我们对简单的"象"的描述还在"术"的层面，辨证论治也在"术"的层面，到了六经框架的建立，就已经到了"法"的层面。再往上一步，就到了"道"的层面，"道"的层面就要真正深刻认识疾病背后的"理"，这叫"道理"，"道"比"理"更大。如果从这种简单的"象"的描述、一个一个证的认知，不能走向结构化、系统化、模块化的逻辑评判上，就无法进入复杂性综合评判层次——所谓的"道"的层面。它的这种复杂性往往体现在它的简约性，就是大道至简，就是你对疾病的认知进入了非常深刻的领域。这个复杂性的体系，对于一个复杂性的事件用一个非常简约的理论来深刻地刻画它，因为这个简约的理论就是疾病最后的本质规律。

什么叫作疾病最后的本质，最本质规律？我们认识世界有公理，有定理，还有每一个应用场景。我们每一个应用场景，就是我们的"象"，我们的结构化、模块化、系统化的逻辑评判标准就是我们自己的定理，然后我们定理好这个事件的公理，公理就是我们道的层面，定理还在我们理的层面，对某一个应用场景的描述那是在术的层面。

大道至简，公理总是很简单的。两点之间直线距离最短，我想小学生都知道，但是它背后有最深刻的方面。当然你还可以说两点之间不见得只想进入这一段，它就从时空上在另外一个维度上去认知。我们现在要教给大家的，就是让大家从简单应用场景的描述，比如"脉浮，头项强痛而恶寒"，这就是一个应用场景，上升到结构化、系统化及模块化的逻辑评判标准。然后大家根据自己知识体系的内化，和自己的开悟，认识到更复杂性的综合评判标准，就是"道"的层面，这是《伤寒论》的分类方法。

四、中医分类系统

中医常见的分类系统：

六经辨证：六分法

脏腑辨证：五分法

卫气营血：四分法

三焦辨证：三分法

八纲辨证：二分法

中医常见的分类系统是六经辨证、脏腑辨证、卫气营血辨证、三焦辨证和八纲辨证，这些分类系统各有优、缺点，所以要学习六经辨证。

首先八纲辨证的体系，它把疾病分成寒与热、虚与实、表与里、阴与阳，这是一个二分法。它用了4个标准，而这4个标准在一个阶元上。平行的4个标准把疾病进行了二分，这是一个最简单的分类系统，它蕴含的信息量比较低，所以八纲在临床操作上，仅仅是对病性的一个初步的二分类系统。

这个二分法的信息含量特别低，在实际操作的时候是一个非常模糊的分类系统，无法做到复杂性的分类，所以，这是八纲辨证的一个缺点，它仅仅是对疾病病性的一个简单的区别。

三焦辨证，分为上焦、中焦、下焦，是三分类的一个系统，但是它只有一个阶元。

卫气营血，卫分证、气分证、营分证、血分证，它是四分类，都在一个阶元上。

脏腑辨证就不一样。脏腑辨证，心、肝、脾、肺、肾是五分类。然后，还有气血阴阳，这一脏的气分怎么样、血分怎么样，这个阴虚怎么样、阳虚又怎么样；脏腑辨证的虚和实又分开了，虚怎么样、实怎么样，而且虚又有气血阴阳的虚。它是一个五分类，首先分为心、肝、脾、肺、肾五脏，然后还有不同的阶元。

六经辨证是六分类，五个阶元。先辨病发于阴、病发于阳，三阴还是三阳；再辨哪一条经，在经在腑，或者在经在脏；然后，还要分形质病、气化病和神志病。它这个分类系统是复杂的，《伤寒论》以六经辨证为主，《金匮要略》以脏腑辨证为主，《金匮要略》第一篇叫"脏腑经络先后病脉病治"，《金匮要略》的脏腑辨证与《伤寒论》的六经辨证是汇通的。所以说这个六经辨证，它是一个较复杂的分类系统，比较难学。

既然比较难学，我们为什么要去学它？这是因为分类系统的复杂性与它的准确性是成正比的，越复杂的分类系统，它往往准确性越高。当把人分得越细的时候，你按照这个分类标准去找某个人是越准确的。当然随着它的复杂性，就面临着一个操作性的问题。这个操作性包括两点，第一点，学习、掌握这个分类系统，容不容易；第二点，实际操作容不容易。

越复杂的分类系统学起来越难，但是，它操作起来越简单。因为复杂性的分类系统越复杂，它共性越少，这个分类越复杂，同一门类的个体之间的共性和不同门类的个体之间的共性越少，所以，鉴别就越容易。当把这个分类分得越来越复杂的时候，同一类的个体之间共性越多，差异越少，而不同类之间的共性越少，差异越多，那么，使得在做鉴别诊断的时候非常的容易。恰恰是六经辨证在对疾病进行鉴别诊断的时候显得非常容易，它远远比脏腑辨证和其他的辨证方法来得更加容易，就是因为其分类系统，在中医这个知识体系上，它是最复杂的一个分类系统。

第二节　阶元系统

在六经阶元系统中，第一个阶元，先分出阳经病、阴经病。第二个阶元，在阳经病里面分三阳，在阴经病里面分三阴。第三个阶元，在阳经病里面再分在经在腑——太阳在经在腑、阳明在经在腑、少阳在经在腑，在三阴里面再分在经在脏——太阴在经在脏、少阴在经在脏、厥阴在经在脏。第四个阶元，就是代表证。比如太阳在经，有伤寒、有中风、有温病，这是3个证。太阳在腑，有蓄水、蓄血，这是两个证。第五个阶元，主要的证还有形、气、神的区别。比如，虽然都是少阴寒化夹饮证，如果是心衰，功能性疾病，恢复心功能用真武汤，如果是肿瘤用瓜蒌瞿麦丸复形质。少阴寒化夹饮证也有区别，也要分形质病、气化病、神志病，用的方不一样。所以，《伤寒论》的阶元系统是5个阶元。

也就是说，《伤寒论》作为一个分类系统，分了5个阶元。先把疾病分为阴经病、阳经病，然后再分出三阴和三阳，然后每一经分在经在腑或者在经在脏，然后不管是在经在腑还是在经在脏，都有代表证，太阳在经有伤寒、中风、温病，然后每一证下面常常分出形质病、功能性疾病和精神性疾病。形质病就是器质性疾病，叫形病；功能性疾病，叫气病；精神性疾病，叫神病。举个例子，胃脘痞满、上腹胀满，如果是个气化病，它是"**发汗后，腹胀满者，厚朴生姜半夏甘草人参汤**"，是一个胃动力减退、消化不良，厚朴生姜半夏甘草人参汤证是气化病。但是上腹胀满有可能是个肿瘤，比如胃癌，那就是大陷胸汤证，那个厚朴生姜半夏甘草人参汤治不了了，它是癌症，是形质病。上腹胀满还可能是个精神病，是个抑郁症，这个上腹胀满用甘麦大枣汤就能治，属于神志病。

所以说这个阶元系统分了5个阶元，落实到每一个证，它有它的代表证，那么它就有标型。标型就是有最标准的这个证的表现。比如小柴胡汤证，它有最基本的表现和7个或然证。它最标准的表现是什么，就是我们要去学习模仿的、最标准的东西。

对于《伤寒论》六经分类系统，首先要认识到它的阶元系统，然后再认识它的标型。六经辨证本质上是一个分类学和标型学，因为分类学最终就需要标型学。在分类之后，再确定每一类最特征的表现，那就是标型。如果把标型学这一套认识到了，中医最核心、最本质的规律就认识到了，《伤寒论》背后的密码全部都在这里。

第三节　标型

相同的分类系统，就有分类的标准。一个分类系统分类的标准有4种：即主要性、次要性、或然性、必然性。主要性，就是说只有符合这些主要的标准，它才能够归为这一类，叫作主证。次要性，是这个证有可能没有，但更可能是有，这叫次证。次证就是说，在主证的基础上，如果有这些证就更加地偏向于真理。或然证，就是它可能出现，可能不出现，比如小柴胡汤的七个或然证，叫或然性标准。必然性，必然性标准就是独证，它反映疾病的根本病机："但见一证便是，不必悉具。"具有诊断与鉴别诊断意义，那就叫独证。

这是我们对疾病进行分类的标准。这个标准很重要，因为去判断一个患者是不是得抑郁症，就要看他的主证、次证、或然证或者独证。

如果没有独证，就看主证具不具备；如果主证不清晰，再看有没有次证，而不是说或然证的干扰。他可能出现这几个常见的或然证，根据或然证进行加减。他咳嗽了怎么办？他腹泻了怎么办？他心悸了怎么办？他发热了怎么办？进行加减而已，或然证就是在对处方进行加减。

分类系统有两个内容很重要，第一个是阶元系统，第二个是标型。就是把疾病分了不同的层次，从而进行分类。

阶元系统我们专门有一种方法来刻画它，叫作聚类法。聚类法就像一棵树不断地分叉，我们叫作六经辨证的系统发育树（彩图4）。

系统发育树思想在六经辨证上，首先分成两枝丫，一枝丫是阳经病，一枝丫是阴经病。这两枝丫每枝又分出三枝丫，一枝丫是太阳、少阳、阳明，一枝丫是太阴、少阴、厥阴。

然后这三枝丫每支又分出来两枝丫，一支在经，一支在脏，或者说是在经在腑，阴经是在经在脏，阳经是在经在腑。然后每枝丫又分出了代表证，然后常见的代表证又有形质病、气化病、神志病，这就是它的阶元系统，它就构成了一个系统发育树。

最终的每一型都有标型，它就去刻画这一型的一些指标，这些指标有必然证，有主证，有次证，有或然证，有独证，就是主要性指标、次要性指标、或然性指标或必要性指标，必要性指标就是独证，有一个即可。主证是判断的主要根据，是主要指标；次证有辅助作用，可以帮助去进一步做出明确的判断。对于或然证，或然性指标可能有，可能没有，常常是针对具体患者，根据他的或然性指标稍微对处方改一改，加减一下。

我们构建了这套知识体系，就把混沌体系改为分类体系。分类学是联系逻辑思维与象思维的桥梁。因为中医基于象思维，我们以前传统医学没有检验手段，没有做科学实验的条件，就在象思维的基础上去找它背后的必然规律，就是从象到理。而从象到理的过程，需要搭建分类学系统。分类学系统可以不断地提高知识的参与能力，用简单的象的描述，使知识走向结构化、系统化以及模块化，建立我们的逻辑评判标准。在逻辑评判标准上，可以建立复杂的、立体的、综合的评估标准，那就到道的层面，道的层面看似很复杂，其实很简单，越复杂的东西越简单。

所以不同的分类方法，是在简单地描述，还是在结构化、系统化、模块化的逻辑评判体系，还是这个复杂性综合性评判体系，它代表了你对知识的驾驭能力。

中医之所以是以简单性描述、对象的描述为主，是因为中医是混沌系统，混沌系统的特点就是呈简单性的描述，但为什么中医会形成混沌系统的特质？因为我们的概念是生活概念，被直接拿到了我们医学体系中，而这个生活概念没有经过二次抽象形成科学概念，它概念的内涵和外延不清晰，没有绝对的边界感，导致判断也不是绝对准确。

由于中医的概念没有一个明确的定义，这个定义就是抽象，对生活概念向科学概念的转化，它也需要二次定义，二次抽象这个过程缺失了，那么它的判断没有绝对化，然后没有严格的逻辑推理，所以它只能构成一个混沌的知识体系，就会出现同样一个患者，张三说"穷必及肾"，李四说"脾胃内伤，百病由生"，王五说"怪病多痰"，刘六说"久病多瘀"，赵七说"一气周流，百病不生"，它就形成分歧。当然可能某种方法有效，有没有效就要去试，要去试错，就因为它里面是混沌的知识体系，所以中医经常改处方，就是这个原因。

如果建立一个分类体系，那么我们对疾病的认知就是深刻的。当然分类体系首先要知道分类标准，分类标准有4种，即主要性、次要性、或然性、必然性。主要性是主证，次要性是次证，或然性是或然证，必然性是独证，就是我们讲的抓独法，反映疾病的根本病机，就有诊断以及鉴别诊断。

我们回答的第一个问题就是，为什么要学习《伤寒论》。主要是中医学在形成与发展中，走向了各家学说，知识体系碎片化。碎片化最核心的原因就是，它是一个混沌体系。这种混沌的知识体系由于概念的内涵和外延不清晰，就可以去发挥，有很多发挥的余地，这样它的理论体系就会走向碎片化。走向碎片化以后，其实对我们的学习是不利的。

我们想通过《伤寒论》把整个中医的知识体系整合起来，这样就能够把后世各家的学说，都整合在《伤寒论》的框架之下。因为《伤寒论》是认识疾病的一种方法、一个模型，无所谓是否张仲景的方。如果这个模型是正确的，而且所有的知识点也是真实存在的，那它就能够整合到模型中去，这是我们学习《伤寒论》最主要的目的。

大家都知道我讲经方，我自己本身也学经方，但是我开的很多方都不是经方，所以好多人就说吴雄志说一套做一套。我开戊己丸，大家说你看他到处对人讲经方，但他开的是时方。我真不是说一套做一套，只要把后世知识装进六经理论框架，如果辨为厥阴病，我怎么不可以开戊己丸？张仲景告诉我们要见病知源！张仲景没有让我们生搬硬套。所谓见病知源，前提是先要见病，如果连六经病都看不着，怎么谈知源呢？

所以，在《伤寒论》的体系下，是可以让我们做到寒温一统、内外一统和古今一统的。

所谓的寒温一统，伤寒与温病一统；所谓内外一统，内伤与外感一统；所谓古今一统，经方和时方一统，本质上就是我们从八大学派导致的学术分歧。这八大学派就是伤寒、温病、攻下、寒凉、补土、扶阳、滋阴、温补，导致了学术的分歧。这种学术分歧是可以统一在

《伤寒论》的学术框架下的，也就是六经辨证的学术框架下的。当然六经辨证的说法是有问题的，因为张仲景从来没有承认过他是六经病证，他是辨六经病脉证并治，它辨的是病脉证，但是又不好说六经辨病脉证。张仲景辨的是六经为病脉证并治，辨的是病脉证，这样就能够搭建一个完整的知识体系。

《伤寒论》的本质是一个现代的分类系统。分类系统是对人类知识进步的一个重要的认知事件的手段，只有将知识进行分类，才能够形成系统发育树。如果形成了系统发育树，我们才知道这八大学派或者更多的流派，它在哪一个枝丫上进行了发展。

要认识系统发育树，实际上就有个阶元系统，这个阶元系统有分级分类。通过分级分类，形成不同的标型，也就是不同的证型。那么这八大流派就在不同的证型上发挥，郑钦安在少阴病少阴寒化证的基础上进行了四逆汤的各种发挥，还是没有跳出张仲景少阴病少阴寒化证急则温之的范畴；张景岳又在肾气丸上不断发挥，他还是没有跳出少阴寒化证缓则补之的范畴。一旦形成了系统发育树，就可以把整个知识体系放在这个系统发育树里面，这就构成了一个完整的知识框架。

所以，第一，要认识到这个系统发育树是怎样搭建的。第二，它每一个型，它的标型、少阴寒化证、四逆汤证都有些什么标准，怎样去判断它就是四逆汤证？它的标准就是它的分类标准，它有主证、有次证、有或然证、有独证，它的每一个代表证，这个标准是怎么落实下去的，这样就把一个混沌体系组建成一个分类体系。

因为传统中医的认知，是由一个简单的描述构建的知识体系，它每一个证都在进行象的描述，而辨证论治每次辨到的证都是局部的、阶段性的证，因为疾病有横截面，有前因后果，它是在不断发生发展中的。

每次摸脉辨证论治辨的那个证是当下的表现，这个患者过去有他的因，未来有他的果，现在看到的是此时此刻。所以我们要用对疾病的对症的简单的描述、象的描述，走向结构化、系统化以及模块化的逻辑评判，甚至可以进入"道"的层面，进入疾病，最后进入更为复杂、立体的综合评估标准。由"象"到它的"理"，最后到它的"道"，也就是由应用场景到定理，再到它的公理，它代表着对知识的内化和驾驭能力，这是我们需要学习的。

学习《伤寒论》学的是什么？学的是对知识的驾驭能力，学习张仲景是如何搭建分类系统的，不是去单纯学个桂枝汤的应用，单纯学个桂枝汤那还是简单的象的描述。

桂枝汤后最本质的规律是什么？为什么桂枝汤化热，要用白虎加人参汤，不用白虎汤？"**服桂枝汤，大汗出后，大烦渴不解，脉洪大者，白虎加人参汤主之。**"因为桂枝汤证是表虚证，它本质是，气虚证的人化热之后，它就是白虎加人参汤证，这就是它背后的逻辑评判标准，这就是它系统化、结构化、模块化的逻辑评判标准，而不是简单的象的描述。

中医这个混沌系统基于生活概念，作为一个学科，它没有对生活概念进行二次抽象，也就是没有对生活概念进行再下定义。因为没有再下定义，它的"火"，没有进一步的定义什么是"火"，所以导致概念的内涵和外延不清晰。一个概念的内涵、外延不清晰，它的判断就不是绝对成立的，就不是100%正确的。由于它的判断不是绝对成立的，它就缺少严格的逻辑推理，它最后搭建的一定是个混沌系统，而这个混沌系统出来的很多结论，它有一定的或然性，有相互矛盾的地方，它需要我们去进行梳理。

不同分类方法意味着人们对知识的驾驭能力。很多人对中医的知识是缺少驾驭能力的，比如只知道少气懒言乏力、舌淡苔薄白、脉搏没有力气，这个叫气虚证，其实说明他对知识缺少驾驭能力，他的知识不能内化，不能在内化的基础上进一步提炼，因此这个分类学的水平代表了对知识的驾驭能力。

所以有的人学知识很快，不是他聪明，当然也可能是聪明，而是他对知识的驾驭能力强。大家要提高的是对知识的驾驭能力，提高自己驾驭知识的能力，不是在那里苦学，不要当一个笨鸟，要当一个聪明的人。不要天天在那里学，要提高自己认识世界的认知能力，要认识中医背后的本质规律就好了。

我在北美讲课的时候，每次都有一位老先生跑来听课。我说："老先生，您多大年纪？"他说："我70多岁。"我说："您这么大年纪还看中医？"他说："我退休10多年了。"我说："您退休10多年了，您还跑这么远听课？"他说："我干了几十年中医，我就想知道中医是怎么回事，你的讲课就涉及中医更本质的一些东西。"这让我觉得很吃惊。因为学中医不是我的饭碗，我没想过把中医当饭碗，居然我还发现一位老先生，他还是不把中医当饭碗，他退休10多年了，也不看病了，他还在那里学，我们很多中医人缺少这种精神。

"为天地立心，为生民立命，为往圣继绝学，为万世开太平。"这句话可能每个中医师都会背，但是没有几个中医真正地是不把中医当饭碗。你只有不把中医当饭碗，你才能真正学好，才能够从术的层面上走出来，去认识背后的道。道是什么，道是规律。中医背后最本质的规律是什么，这是我们这本书要介绍的。

大家说，我是个医生，我不考虑那么复杂的事情，我只去看病。后面我们要讲到，我们中医师的思维体系和西医不一样，它是一个混沌系统，我们的知识体系构建了一个混沌系统，而不是像西医的知识体系构建的是一个分类系统。那么如何把混沌系统变成一个分类系统，这个就是我们学习《伤寒论》很重要的意义。

第三章 《伤寒论》与疾病模型

第一节 病证结合

六经辨证分类系统有两个特点：第一，它是六分法。它把疾病分了六大类：太阳病、少阳病、阳明病、太阴病、少阴病、厥阴病。第二，它有双重标准或者三重标准。病证结合，它在六经病下面有证，这叫双重标准。可能还有三重标准，严格来说因为它每一证又分了形质病、气化病、神志病。这就是病下分证，证下又分病，比如在太阳病下分了太阳伤寒、太阳中风等不同的证，而每一证下又分了形质病、气化病和神志病。当然，有的证形质病常见，有的证气化病常见，有的证神志病常见，总体上来说，气化病更多，功能性疾病更多。所以，六经辨证是疾病的六分法，它是双重标准或者三重标准，构成了比较复杂的阶元。

严格来说这个阶元形成五阶：病发于阴，病发于阳；在哪一条经；是在经还是在腑或者在脏；是哪一个主证；这个主证属于形质病、气化病还是神志病。它分为5个阶元，所以，这个分类系统是最复杂的。而脏腑辨证，不外乎首先分成心、肝、脾、肺、肾。又分为虚和实。虚，就分为气、血、阴、阳；实，就是有热了，或者有气滞、血瘀、痰凝，气滞、血瘀、痰凝不外乎是三分类的，这是3个阶元。所以六经辨证的分类方式是最复杂的。

而其复杂性使得其类别之间的共性很少，内部个体间的差异性也很少，这样使得诊断和鉴别诊断变得非常容易，恰恰它学起来越难，用起来越简单，原因就在这里。

正是基于六经辨证，它有疾病的认知。张仲景不提六经辨证，张仲景提的是辨太阳病脉证并治，它辨的是六经病、脉和证，而不是我们说的辨证论治。当然，既然大家都这么说，我们沿用传统，因为六经辨证，大家也可能更好地理解。

但是这套辨病脉证，是把病放在第一位的，它是在病下分证，所以是有疾病模型的，这正是它与其他的辨证体系不同之处，其他的辨证体系是辨证，它是辨病，在病下再分证，所以它是有疾病模型的。

这是六经辨证的显著不一样之处。西医讲究对因治疗，如果对因治疗解决不了，就做病理生理应答。中医强调辨证论治，它主要是基于疾病的病理生理应答——即人体对疾病的反应，不同的反应分出不同的证，然后再进行治疗，这是我们辨证论治的核心。不同的人对于同一个病因或者不同的病因会做出不同的病理生理应答，就是不同的反应，外在表现为证，症状和体征的结合就是证候，我们去判别这个证候，然后来进行治疗，就是辨证论治。但是，张仲景的六经体系提出了疾病模型，它是先辨病，后辨证，这是它与其他辨证体系不同的地方。《伤寒论》提出并且强调了这个疾病模型，所以它是辨六经病脉证并治，是辨太阳病脉证并治、少阳病脉证并治、阳明病脉证并治、太阴病脉证并治、少阴病脉证并治、厥阴病脉证并治。

六经辨证为什么和其他的辨证体系不一样，要先辨病后辨证？因为证本身是一种象，它是症状与体征的集合，症状和体征都是一个象，都是基于象思维，但是症状、体征是患者此时此刻的临床表现，可以把它看作一个横截面，而疾病有过去、有现在、有未来。只有掌握了疾病的过去、现在和未来，才能够真正深刻地认识这个疾病，所以，我们叫作以病统证、病证结合，这是六经辨证的特点，是和其他辨证方式不同之处，六经辨证非常独特地强调了以病统证。

病的本质是基于对病机的认识，它是一个逻辑思维；证是基于象的认知，它是一个象思维。只有六经辨证，才能很好地以病统证、病证结合，把逻辑思维和象思维整合到一起了。

重订335. 服桂枝汤，大汗出后，大烦渴不解，脉洪大者，白虎加人参汤主之。（太阳病篇·26）

"服桂枝汤，大汗出后，大烦渴不解，脉洪大者，白虎加人参汤主之。"它既有对这个象的描述，大汗出、脉洪大，又有对它背后病机的论述。因为桂枝汤用于气虚的人，治疗太阳表虚证，它现在化热了，变成阳明病，它就该是白虎加人参汤证，而不是白虎汤证，这就是逻辑思维，这个需要认识到它不一样的地方。

《伤寒论》这套知识体系对发热的处理，就非常明显地体现了这套辨证体系的内在本质。同样是一个发热，首先要区别是外感还是内伤。外感，又分出了太阳病和少阳病、阳明病。太阳病的发热，典型的发热是恶寒发热，少阳病的发热是寒热往来，阳明病的发热是但热不寒，这只是简单地说。复杂地说，还有区别，比如小柴胡汤不仅治寒热往来，还治低烧，而阳明病刚刚开始还可以恶寒。

太阳病是恶寒发热，少阳病是寒热往来，阳明病是但热不寒，这些是最具代表性的发热热型。《伤寒论》首先把最有代表性的发热的热型告诉我们，然后还有一些可能出现的、不那么具有代表性的热型，也能够见到。

恶寒发热和寒热往来有什么区别？恶寒发热是在发热的时候需要盖被子，这就叫恶寒发热，摸着体温高，他却在盖被子。阳明病患者就不喜欢盖被子，他但热不寒。少阳病是先冷后热，热得不得了，一会儿又冷，一会儿又热了。它临床表现不一样，这是最具代表性的。

三阳的发热是外感，三阴的发热是内伤（彩图5）。

太阳病的解热剂是桂枝，少阳病的解热剂是柴胡，阳明病的解热剂是石膏。能够增强桂枝解热镇痛疗效的是麻黄，如果没有桂枝，太阳病的方就没有明显的解热作用。比如，麻黄汤可以退烧，三拗汤就只能止咳，三拗汤是麻黄汤去桂枝。又如麻杏石甘汤，就治"无大热"，因为麻黄没有桂枝，石膏没有知母，它治的就是低烧，无大热。这就是基于它的这个疾病模型，所以，治疗三阳病的药，都是由解热镇痛药和协同增效的药，再加一个皮质激素类的药组成的。

太阳病，麻黄配桂枝，可增强桂枝的解热镇痛疗效，然后加个甘草构成了麻黄汤，因为有点咳嗽，还用了杏仁。

少阳病解热镇痛药就是柴胡，柴胡中含有的柴胡皂苷有解热镇痛作用，协同增效的是黄芩，加了甘草，就是小柴胡汤。因为正邪相争加人参、甘草，恶心加半夏、生姜，那就是小柴胡汤。

阳明病的解热镇痛药是石膏，协同增效的药是知母，再加一个甘草（激素）退热，这就是白虎汤。

太阳病的热型，无汗发热，它是黏膜病毒感染之后，机体诱生干扰素引起的；少阳病的发热，寒热往来，含有最具代表性的细菌毒素、内毒素脂多糖（LPS），它激发细菌感染，常常见到少阳病的寒热往来；阳明病白虎汤证的但热不寒，它主要是持续的炎症反应，以白细胞介素-2、前列腺素这些为代表的炎性介质，导致它持续发热，这就是它背后的本质。一旦认识到了这个规律，它里面的很多方，就能立刻知道其加减化裁的背后是什么因素，这就是它的本质。

太阴病的发热，气虚生大热，解热镇痛药是甘草。气虚的人，用甘草来解热镇痛，黄芪能够增强甘草的疗效，黄芩配甘草就治气虚发热。也可以复杂一点，用补中益气汤，还可以用黄芪建中汤。其实甘温除大热，有黄芪、甘草两个药就够了。中午不睡觉，下午发热的人，用30克黄芪，再来10克炙甘草，熬一碗水，喝了马上退烧。它的核心就是黄芪配甘草，甘温除大热。

少阴病的发热，附子配细辛，所以，反发热，用麻黄细辛附子汤；胁下偏痛发热，用大黄附子汤，都是附子配细辛。

厥阴病的发热，要么黄连配乌梅，要么花椒配乌梅。偏热的黄连配乌梅，偏寒的花椒配乌梅，椒梅汤、连梅汤，合起来叫乌梅丸。

三阴都是内伤发热，这就是它的一个基本规律。

所以，建立了这套基于疾病模型的分类系统，就使得我们对疾病的认知非常简单而直接。三阳的发热，外感；三阴的发热，内伤。

内伤的发热，在太阴、少阴、厥阴。最常见的在太阴，偶尔也有在少阴的，叫反发热，在厥阴的最少见，因为这个时候疾病都比较严重。

三阳的发热，就是太阳、少阳、阳明。如果实在弄不清楚在太阳、少阳，还是阳明，或者说这个病情比较麻烦一点，是三阳同病，那就用麻黄汤合柴胡汤合白虎汤，这3个方合在一起就可以，或者是用柴葛解肌汤，这都是三阳同病的方。别小看这种方法，一个体质壮实的人感冒发热不退，用小柴胡汤合麻黄汤合白虎汤，那感冒好起来特别快。它实际上是简单的，而且是清晰的，当我们知道什么是太阳病、什么是少阳病、什么是阳明病的时候，它的界限非常清晰。

有人说，太阳病就介绍了退烧的麻黄汤，没说桂枝汤。桂枝汤是针对表虚证的，是受太阴病的影响，这个人是气虚感冒了，它的本质是麻黄汤证，可以延展出去。其实太阳病本身分为3个证：伤寒、中风、温病，但我们现在这里没有讲到温病而已。

那是不是麻黄汤就都有效？因为太阳经的特点，太阳为寒水之经，它不仅有寒，还有水，还有湿，还有饮。麻黄汤证，有时候不见效，有湿的是麻杏苡甘汤；桂枝汤证有时候不见效，气虚夹湿的用五苓散，治夹饮感冒，五苓散也退烧。

就是说，我们可以把知识体系搭建得更丰富、更完善，在这个框架体系下去添砖加瓦，那么对疾病的认知是很深刻的。这就是为什么这些疾病模型里面我们要学习六经辨证，学习它的以病统证的思想。

不同的辨证方法构建了不同的疾病模型。当然，有的辨证方法单纯辨证，还不能说是疾病模型，只能说是病理模型，不同的辨证方法构建不同的疾病模型或者是病理模型。

病位在上焦，病位在下焦，病位在中焦，病位、病性都属于病理的范畴，所以说三焦辨证还不涉及病的问题。但是六经辨证，既有病理，又有疾病，所以是辨证方法里面的复杂性疾病模型。就是它这个辨证体系比较复杂，但是，一旦学会了，在临床上操作非常简单而且正确，这就是六经辨证和脏腑辨证，以及我们后世辨证方法不一样的地方。只有复杂之后才能谈得上大道至简。从简单走向复杂，再从复杂走向简单。从对一个简单的象的描述，走向一个复杂性，走向一个多层次的逻辑体系。比如走向定理，定理最后走向一个更高层次的系统，走向公理，那个时候认识世界才简单。

不管是《伤寒论》还是《金匮要略》，它们的特点都是先辨病后辨证。不外乎《伤寒论》辨的是六经病，《金匮要略》辨的是脏腑病。

《金匮要略》的第一篇"脏腑经络先后病"，讲了什么时间需要辨经络病、六经病，什么时间需要辨脏腑病；哪些是新感，哪些是痼疾。治疗痼疾可以从脏腑病去辨，但是可以整合到六经辨证体系里；治疗新感可以从经络病辨六经，但是六经的背后是脏腑，它们是相通的。《金匮要略》第一篇就讲这个内容。我们学《金匮要略》，不学第一篇，先把序读了，再往下读。我们学《伤寒论》的时候不读序，也不读伤寒例，也不读平脉法、辨脉法，直接读太阳病。《伤寒论》和《金匮要略》，它是一套辨病论治的体系，一个辨六经病，一个辨脏腑病，六经病与脏腑病之间是相通的。当然有的时候辨脏腑病比较便捷，有的时候辨六经病比较便捷。比如痼疾，脏腑病辨起来简单一些，新感辨六经的时候辨得更加完善。但是脏腑和经络是相互影响的，六经和脏腑辨证是不矛盾的，可以用六经病把它统一起来。

这就是《金匮要略》的第一章。先辨病，辨完病，然后再辨证。辨六经为病脉证并治，先把六经病辨出来，或者脏腑病辨出来，再辨它的脉证并治。因为在《伤寒论》《金匮要略》体系下，脉没有归在证里面，脉与证是互参的。我们现在的辨证论治，脉学是归到证型里面去了。而在《伤寒论》和《金匮要略》的体系下，脉和证是平行的，这样就把疾病的病机和其临床表现联系起来。所以《伤寒论》与《金匮要略》是互通的。

六经辨证，以新感为特色，但是也有痼疾的病。哪一个感冒的患者，他自己没有病？是人就有基础病，没有谁没有点痼疾，也没有哪个痼疾是不得新感的。"脏腑经络先后病"还告诉我们，新感可以引发痼疾，痼疾可以招致新感。这是我们一定要认识到的，在认识到这个的基础上，回到我们认识世界的一个基本的方法。

第二节 形、气、神

张仲景在他的辨证体系里面，还强调了辨另外一个病，叫形、气、神。张仲景的辨病体系实际上是3个体系：第一个体系是辨六经病，以伤寒病为特点；第二个体系是辨脏腑病，以《金匮要略》为特点；第三个体系是辨形、气、神病，这个是大家不太知道的。他辨形、气、神病，反映到很多证他都分了形质病、气化病、神志病。形质病就是器质性疾病；气化病，就是功能性疾病；神质病，就是精神性疾病。

比如太少两感证，就是太阳和少阴同病的。太少两感证，大家都知道用麻黄附子甘草汤治疗过敏性鼻炎。阳虚的人容易发生过敏性鼻炎，用麻黄附子甘草汤、麻黄细辛附子汤，这是功能性疾病。如果是太少两感证的形质病，阳和汤治疗的也是太少两感证，它也是麻黄发表、鹿胶补肾，可以治疗乳腺癌，这是形质病。还有神志病，防己地黄汤证，用防风、桂枝解表，用地黄补肾，治疗精神病，"其人如狂"，这是神志病。太少两感证可以说是太阳病，也可以说是少阴病，因为它太阳病、少阴病都有。太阳病为新感，少阴病为痼疾。那么不管它是太阳病也好、是少阴病也好，它又分出了气化病、形质病、神志病，用的方不一样。大家知道乳腺癌的疾病本质是太少两感证，那么就知道该开麻黄附子甘草汤。麻黄附子甘草汤是可以治疗乳腺癌的，虽然特异性强，但针对性差了，没有认识到它是乳腺的形质病，乳腺癌、乳腺增生是长了个包、长了个肿物，而这种形质病的方是阳和汤。

所以在认识疾病上，《伤寒论》是病证结合的（彩图6）。它的辨证体系，是辨六经的病，或者《金匮要略》辨脏腑的病，再加上形、气、神病，总共是三套辨病体系，然后它又辨证。看似很复杂，其实很简单。因为这个框架搭得越复杂，大家在临床看病的时候越简单。而这个框架搭得越简单，大家在临床看病的时候越复杂。

中医是以辨病为核心的，辨六经病，脏腑病，或者辨形、气、神病。张仲景有三大辨病体系：六经病，脏腑病，形、气、神病。辨病是核心，然后是辨证论治。大家说辨证论治才是中医的核心，其实辨病是基础，中医是在辨病的基础上辨证，但是辨证也很重要。因为病和人之间是相互影响的，有时候病起决定性作用的因素，有时候人起决定性因素。所以辨证论治，还不能说它不重要。所以叫作辨病脉证治，《伤寒论》叫病脉证治，病和证都要辨，就是这个原因。

第三节 直取其病

治疗疾病强调病证结合，要强调疾病的特异性，用药要直取其病。

虽然疾病是特异性的，但是疾病的发生、发展是动态的，和西医相比，中医有一个优势，要动态地去认识疾病，比如从太阳传到厥阴就是个动态的过程，它表现出了不同的证，因此中医认为疾病会表现出不同的证。

但是别忘了证是横截面，一个疾病从太阳传到厥阴，这是疾病的完整过程，证只是一个横截面。我们要直取其病，只有取病，对病进行深刻的认识，才能够完整地判断这个疾病的前因后果，而不仅仅是此时此刻的这个横截面。

不过也不要忽略证，因为体质对疾病有影响。体质壮实的人感冒用麻黄汤，体质不壮实的人感冒用桂枝汤，用桂枝汤不能吃腥腻的东西，不能够吃不消化的东西，因为桂枝汤证存在脾虚。麻黄汤证就没有这一条，所以体质对疾病有影响。正因为体质对疾病的表现或者转归有影响，才需要病证结合，而不单纯是简单的取病的问题。

但是取病有个好处，比如《金匮要略》的侯氏黑散："治大风，四肢烦重，心中恶寒不足者。"

举个侯氏黑散治疗头部疾病的例子，比如说治疗眼睛的疾病，侯氏黑散可以治疗红眼病、眼底出血、视网膜脱落等，这些都是眼部疾病。

侯氏黑散和小柴胡汤的区别是什么？它是40克菊花去取代24克柴胡，柴胡：黄芩是8：3，侯氏黑散仍然是重用菊花，因为菊花的药力比柴胡还弱，所以剂量、配伍比例比柴胡还大，大剂量菊花配黄芩。因为在上焦，它用了潜降的牡蛎；头面部的虚热，用桂枝、细辛、人参、白术、茯苓、干姜。

这些内容都不需要背，侯氏黑散我从来没背过，我都记不得它由哪些药组成，但是我开出来就是侯氏黑散，因为知道张仲景配伍规律就是这么组成的。我没背过侯氏黑散的方歌，所以你问我侯氏黑散有哪些药？我说第一我不知道，第二我可以告诉你有哪些药。我不知道是因为我没背过这个方，我可以告诉你有哪些药，是因为我知道他一定会用这些药。

然后"火郁发之"用桔梗、防风，这是张仲景的固定配伍；风痰上扰，牡蛎配矾石；针对"肝体阴而用阳"，张仲景的每个处方用的都是当归、川芎。这就是侯氏黑散的结构。有人说经方都小，他们看我有时候开的方大，就认为我不是应用经方的。其实并不是说经方都小，《金匮要略》的大方多了，说经方小者是因为他不擅长开大方。

那我给大家讲这个方是什么意思？就是这种肝郁脾虚的人，他出现的红眼病、视网膜脱落、眼底出血，其代表方都是侯氏黑散，就是大剂量菊花，用40克菊花、10克黄芩、30克牡蛎。肝郁脾虚可以加人参、加桂枝、加茯苓、加白术、加干姜，出血把干姜变成姜炭，不用桂枝。因为有好多种情况，它治好多眼睛的疾病、头面疾病，要根据各自情况去加减、去化裁。桔梗、防风，"火郁发之"；配白矾，风痰上扰。

如果是大脑里面的病，胶质瘤，要用白矾，白矾加郁金是白金丸，再加石菖蒲，菖蒲郁金汤，化痰作用就更强了；如果是肿瘤，用牡蛎配僵蚕，增强化痰作用，这就是三甲散的配伍。

侯氏黑散治"大风，四肢烦重，心中恶寒不足者"。阳虚恶寒，为何用牡蛎、菊花、黄芩？菊花、黄芩、牡蛎，直取其病；干姜、白术、人参、细辛、桂枝，"心中恶寒不足"，随证化裁。在这个结构的基础上，我们可以去延展、去化裁、去变化，还可以化裁出来菊花、黄芩、牡蛎。人参、桂枝、细辛、白术、茯苓、干姜，针对的是寒证。阴虚的人把桂枝、细辛、人参、白术、茯苓、干姜换了，换成枸杞子、石决明，换成山药、山茱萸、熟地，或者生地、茯苓、泽泻、牡丹皮，就是杞菊地黄丸的架构。但是它比杞菊地黄丸见效还要强，因为用了大剂量的菊花和黄芩进去，杞菊地黄丸一般开10克菊花。如果是杞菊地黄丸证，出现眼部的红眼病、眼底出血这些情况，可以试试40克菊花，与一般开9克、6克菊花的比比疗效，这个处方的效果立刻就出来了。还可以把牡蛎换成决明子、石决明，其实换不换都行。

只要有取病的思想，辨证的时候，用药就非常灵活。而且只有辨病，才能明白阳虚恶寒为什么用牡蛎、菊花、黄芩。如果是一个阳虚的人出现了红眼病、视网膜脱落、眼底出血，一般人绝对不会想到重用菊花、黄芩、牡蛎。因为他阳虚怎么可能重用菊花、黄芩、牡蛎？恰恰侯氏黑散对这种阳虚的红眼病、阳虚的眼底出血，效果非常好。如果把这两个药去了再看，效果就不太好。

如果按照中医传统辨证论治的套路，阳虚就应该是温阳益气，但是温阳益气对这种出血不好使。我们有个验方，把侯氏黑散加减之后，治疗眼底出血偏寒体质的人，那是立刻见效。这个验方都不用去诉大家，你自己就在这个方上调就行。这就是取病的思想。

这种取病的思想会使辨证论治的准确性大大增强。如果不明白取病的思想，就会觉得侯氏黑散并不符合中医辨证论治的思想，其实是有人没理解侯氏黑散。这个方不见得是张仲景的，因为它叫侯氏黑散，但是记载在张仲景的书里面，其实好多经方可能并不是张仲景的。但他能够认同这个方，要从他的角度上去看待问题。

条文说"治大风，心中恶寒不足"，治大风所以用菊花、黄芩、牡蛎，这是它的特点。"心中恶寒不足"，那就是形，用桂枝、干姜、人参。所以"治大风"是在取病，用菊花、黄芩、牡蛎；"心中恶寒不足"是在辨证，用桂枝、干姜、人参。

这里哪些药是针对病的？菊花、黄芩、牡蛎这3个药是针对病的。哪些药是针对证的？桂枝、干姜、人参、白术、茯苓、细辛，这些是针对证的。

风就有几个问题：风火相煽，火郁发之，用桔梗、防风。风痰上扰，用白矾、枯矾、明矾。因为肝体阴而用阳，常常有阴血不足，用了当归、川芎。我没背过侯氏黑散，我不知道侯氏黑散由哪些药组成，但是我能完整地开出来，我可以一个药不差地开侯氏黑散，这才是把《伤寒论》学明白了。

第四节 疾病传变

如果我们对这个六经辨证很熟悉，知道疾病发生发展的过程，那么对这个疾病，应该是综合、动态、整体地把握。而这个模型它不仅是对感冒有效，而且是人体各个疾病整体表现出的规律。只不过说不同的病，某一条经会严重一点，在某一种传变方式会更容易一些。人体所有的疾病都表现这个六经的共同规律。当然，还有个性，它在某一条经或者某一个传变方式上更容易发生一些。

（一）五大方式

● 循经传、越经传、枢机传、开合传、表里传。

● 流传脏腑。

经络上就有循经传、越经传、枢机传、开合传、表里传。从脏腑上，最后从经络流传到脏腑。我们看它的传变方式，比如枢机传，少阴少阳为枢，从少阳陷到少阴，肾小球肾炎了，然后少阴转出少阳，肾炎一活动，扁桃体又肿了。还有循经传，太阳要传阳明，它要先传少阳；它病毒感染，要先继发咽部链球菌感染，才发生肺部感染。如果是温病，温病本身就是个热邪，它不需要少阳火化，它就越经传，直接就能够传到阳明。如果是个伤寒要传到阳明，通常出现嗓子痛，继发链球菌感染，然后出现肺部感染。要是温病，它可能直接就传阳明了，因为寒邪化热要经过少阳火化，温病直接就是热邪，它不需要再火化，它自己就是火。所以它就表现了其独特的传变方式，就是这几种传变的方式。还有表里传，有的人感冒了老不好，这是因为太阳为表，少阴为里，他肾阳虚，感冒就不容易好。表邪还可以传里，冬伤于寒，春必病温。寒邪在冬天潜伏下来，到春天就发生温病，所以就相互影响。

（二）四大规律

四大规律：寒、热、郁、伏。

寒体人：太阳－少阳－阳明－太阴－少阴－厥阴。

热体人：太阳－（少阳）－阳明－少阴－厥阴。

郁体人：太阳－少阳－太阴－少阴－厥阴。

伏邪温病：太阳－少阳－少阴－少阳（《吴述伤寒杂病论研究》）。

这五种传变方式，表现为四大规律：寒、热、郁、伏。就是有寒体人，有热体人，有郁体人，有伏邪。

寒体人发生伤寒，它表现为典型的、规律的、完整的六经传变过程。从太阳传少阳、传阳明、传太阴、传少阴、传厥阴，当然有可能没传就好了，和治疗有关系。但是他就是从太阳病，急性鼻炎；然后到了少阳病，急性扁桃体炎；然后到了阳明病，肺炎；肺炎好了以后，他脾虚，虚证出现脾虚；久了又导致肾虚；也有可能，他最后传到厥阴，因为肝肾同源，三阴都虚。

对于热体人来说，太阳病，可以是感受寒邪，也可以是感受热邪，感受热邪是温病，感受寒邪还是伤寒。伤寒经过少阳很快继发咽部链球菌感染，传阳明。如果是热病，热邪不经过少阳就传阳明，阳明热一退，就是少阴的阴虚证。没有缓解传入厥阴，就是休克，呼吸衰竭死亡。

郁体人就是肝气郁结的人。肝气郁结的人感染太阳病，他要传少阳。肝气郁结分为两型，如果是肝郁脾虚的人，"见肝之病，知肝传脾"，他从少阳传太阴，比如一个慢性肝炎患者，时间久了出现乳房发育、生殖器萎缩，最后肝硬化，这就是传少阴。如果他兼有热，他体质壮实，就表现为郁和热合在一起，他就从少阳传到阳明，就走热体人传播的规律，比如大柴胡汤证。

还有一个是伏邪温病，从太阳病到少阳，少阳内陷少阴，少阴急性发作，又转出少阳。

不管六经怎么传变，它就是这些规律。五种传变方式，四大规律。不管是什么病，都跳不出这些规律。因为人的体质不外乎就是寒体人、虚寒体质，或者就是有热的人，这个人没有寒就有热，要么肝气郁结，要么免疫系统有问题，容易形成伏邪，主要的规律就是这些。这样我们对疾病的发生发展过程就很清晰，知道了疾病的发生发展过程，治疗起来易如反掌，就简单了。

如果从感冒去看，一个感冒都能够传遍到六经（彩图7）。也就是说，一个上呼吸道感染，它都能够发生六经的传变，从太阳病到少阳病，到阳明病，到太阴病，到少阴病，到厥阴病。所以要真正地理解了这个六经辨证后，这个感冒的传变就变得非常清晰。

感冒是上呼吸道病毒引发的急性鼻炎，也可以引起急性气管炎、支气管炎。这就是太阳病，它主要表现为鼻塞、头痛、流清鼻涕，如果引起气管发炎肯定有咳嗽。如果是普通病毒感染，就是麻黄汤证；如果是疱疹病毒属的EB病毒感染，因为夹湿，它就是麻杏苡甘汤证。如果是一个体质虚的人，他感冒了，那就是桂枝汤证，脾虚的人感冒就是桂枝汤证；如果夹饮就是五苓散证，典型的如支原体肺炎，支原体感染就表现为一个五苓散证。另外，还有腺病毒感染的出血性膀胱炎，那就是桃核承气汤证。腺病毒感染感冒以后，有的人发生出血性膀胱炎，还可以出现脑炎，就会其人如狂了，那就是桃核承气汤证。

如果感冒几天不好，嗓子痛，扁桃体红肿了，那就是小柴胡汤证，"少阳之为病，口苦、咽干、目眩"；还可以引起红眼病，病毒性角膜炎就是红眼病；还可以引起中耳炎，"两耳无所闻"。这都是少阳病，因为咽鼓管是相通的，病菌能够从咽部到耳朵，引起中耳炎。

如果咽炎、扁桃体炎发生之后再不好，细菌感染往下走，走到肺，那就是一个麻杏石甘汤证，就传阳明了。连续烧几天，大便出不来，那就是承气汤证。

如果是少阳病的咽部链球菌感染，由于这个人的体质不好，就容易继发肾小球肾炎或者心肌炎，一旦发生肾小球肾炎、心肌炎，那传少阴了，就是内陷少阴。如果是阳明病持续发热，热一退也可以导致少阴的热化证。假如是气虚的人，阳明病一退，他往往表现出来气虚，就传太阴了。太阴久了也传少阴，如果这个病传到少阴没有得到缓解，出现休克、呼衰、心衰，那就是厥阴病了，最后这个人就死掉了。这是它的一个基本规律。

当然还有直中太阴的，三阴太阴为开，就是胃肠型感冒，表现为病毒性胃肠炎的，那就是葛根汤证，如病毒性肠炎腹泻，是葛根汤证。如果胃肠炎还恶心，那就是葛根加半夏汤证。轮状病毒感染，常常引起小儿秋季腹泻，如果没有得到及时治疗，传到少阴，就会发生病毒性心肌炎。

所以，我们用六经辨证的思想，去认识疾病，它是清晰的，这个逻辑关系很清楚。就一个感冒，就知道它有哪些情况，会出现哪些变化，现在疾病发展到哪儿了。

感冒也经常会治死人，大家说我这辈子感冒没治死人，那是你没遇见难治的感冒，因为感冒严重的患者就找西医了。

重订296. 问曰：上工治未病，何也？师曰：夫治未病者，见肝之病，知肝传脾，当先实脾。四季脾王不受邪，即勿补之。中工不晓相传，见肝之病，不解实脾，惟治肝也。夫肝之病，补用酸，助用焦苦，益用甘味之药调之。酸入肝，焦苦入心，甘入脾，脾能伤肾，肾气微弱，则水不行，水不行，则心火气盛，则伤肺；肺被伤，则金气不行，金气不行，则肝气盛，则肝自愈。此治肝补脾之要妙也。肝虚

则用此法，实则不在用之。经曰："虚虚实实，补不足，损有余"，是其义也。余脏准此。（《金匮要略·脏腑经络先后病》篇）

《金匮要略》的第一篇叫"脏腑经络先后病第一"，就是在讲脏腑病和经络病的关系，当然还讲了脏腑病的传变。脏腑病的传变是："问曰：上工治未病，何也？师曰：夫治未病者，见肝之病，知肝传脾，当先实脾，四季脾旺不受邪，即勿补之；中工不晓相传，见肝之病，不解实脾，惟治肝也。"

关于"见肝之病，知肝传脾，当先实脾"，我们讲过六物黄芩汤来治疗肺癌。大家说肺癌属脾，肺癌是太阴病。这个太阴病不仅有脾，还有太阴肺。六物黄芩汤治太阴脾虚的人，比如胆囊炎，木克土，出现恶心、呕吐、腹泻，六物黄芩汤就好使。当然，它的特异性差了，还要加强利胆，得在这个基础上给一点扩张胆管的药。六物黄芩汤又治太阴肺虚的人，太阴脾虚肺虚，都是气虚。木火刑金，都是太阴病，都可以用六物黄芩汤。如果是肺癌它就不好，它是功能性疾病的方。肺癌是个形质病，要加点形质病的药，加泽漆、白前、紫参（石见穿），这就成了治肺癌的方。

六物黄芩汤治疗太阴病，少阳传太阴，这是六经辨证；而木来克土，这是脏腑辨证，这两个是相通的。可以说少阳传太阴，也可以说木来克土。

第五节　截断法

明白了侯氏黑散，就知道杞菊地黄丸和它是什么关系，这些处方是怎么演变的。然后大家再看我们讲截断法的时候给大家讲的这张图（彩图8），就会发现它的规律。

一个麻黄汤证，感冒没好，嗓子痛了用小柴胡汤。发热了，白细胞上去了，用白虎汤。白虎汤证后面就有几种转归：第一种，白虎汤证持续发热、持续的炎症，大便排不出来，用宣白承气汤。再发热、再持续的炎症，那就是宣白承气汤变小承气汤、变大承气汤，最后就死于急性感染，心肺衰竭死了。第二种，白虎汤证以后要么伤阴，要么伤气。它发热了，发热伤阴，阴虚的人伤阴；发热耗气，气虚的人伤气，或者就是阴虚的人感染、气虚的人感染。阴虚的人往那边走就是玉女煎证，气虚的人往这边走就是白虎加人参汤证。玉女煎证烧一退，这个感冒已经好了，就是麦门冬汤证、百合地黄汤证；气虚的人感冒好了，那就是连理汤证、理中丸证、四君子汤证；如果气阴两虚那就是竹叶石膏汤证。大家就可以看到一个疾病发生、发展过程。

我们就以一个最简单的感冒来说，他可以是普通感冒麻黄汤证，可以是慢性支气管炎，慢性支气管炎的急性发作，或者肺气肿，可以表现为厚朴麻黄汤证、小青龙汤证。这些都是慢性支气管炎、肺气肿常用的方。他可以是肺心病，小续命汤证。就是说他可以是个普通感冒，他也可以是慢性阻塞性肺疾病，他表现为小青龙汤证也好，厚朴麻黄汤证也好，支气管哮喘射干麻黄汤证也好，慢性阻塞性肺疾病了，或者说普通人感冒了，他有一个基本的特点。

普通人感冒麻黄汤证化热，他要经过少阳病。先是鼻塞，然后嗓子痛就是少阳了；再往后白细胞升高，到阳明，这是普通人感冒。

但是呼吸道疾病的感冒，它有可能从太阳直接到阳明，为什么寒邪不化热？它怎么能够直接到阳明病了？有些呼吸道疾病有迁延期，就是实际上没感冒的时候它也在发炎。有很多呼吸道疾病患者，平时他就有痰，他实际上处于迁延期，或者说有一部分人经过少阳病化热。不管怎么说，他就到了白虎汤证。要么炎症继续下去宣白承气证，或者小承气汤证或者大承气汤证，反正最后人死掉了，或者承气汤证以后患者缓过来了。白虎汤证要么阴虚，要么气虚。气虚的多，比如桂枝汤证，化热之后就是气虚的多，那是白虎加人参汤证。还有阴虚的人是玉女煎证，玉女煎证烧退了转为麦门冬汤证，发完烧以后胃口不好，用麦门冬汤。气虚的人烧退了，那就是理中丸证或者四君子汤证、六君子汤证，或者气阴两虚竹叶石膏汤证。本身是气虚的人，发热了也把体液丢了，就气阴两虚了，用竹叶石膏汤。等他的发热彻底退了之后，可以用生脉散这类的方。

　　大家看，这样就把疾病的发生、发展的过程给认知了，所以大家看待疾病要动态地去看，而不是说眼前摸这个脉，哦，你是白虎加人参汤证，那大家还摸不出来。我告诉大家为什么摸不出来：这个人高烧的时候是大热、大渴、大汗，他的脉搏是洪大有力的，还不是一个没有力的脉，怎么会去开白虎加人参汤？或者说患者背心恶寒的症状却没有告诉你，大家如何知道他背心恶寒？那么大家开出来的不就是白虎汤吗？但这是错的，应该开白虎加人参汤。因为大家没有动态的思维，不能够把病和证有机结合，始终处于横截面上去辨证，始终处于描述性的语言去认识疾病，没有真正具备逻辑思维的能力。

第四章　《伤寒论》与《金匮要略》

六经辨证和脏腑辨证

一、经络和脏腑

这里还有一个问题是要回答的，就是六经辨证和脏腑辨证的关系，也就是《伤寒论》与《金匮要略》的关系。

这两本书其实是一本书，《金匮要略》第一篇对这个问题做了很深刻的讨论，《金匮要略》的第一篇为"脏腑经络先后病"，脏腑病和经络病。它在开篇就讲了，疾病分了脏腑病和经络病，脏腑病用的是脏腑辨证，它是以《金匮要略》为核心，经络病用的是六经辨证，它是以《伤寒论》为核心。所以《金匮要略》第一篇就讲脏腑经络先后病，先后病就是有新感和痼疾，就是说脏腑病和经络病在新感和痼疾的辨证上有其分别。

在这个脏腑经络先后病里面，我们去看它的六经。三阳为腑多实证，三阴为脏多虚证。我们看太阳膀胱、少阳胆、阳明大肠，它是腑。但是三阴不一样，太阴是脾是脏，少阴心和肾也是脏，厥阴虽然多了个心包，厥阴肝还是脏，所以总体上三阳为腑，三阴为脏。

因为脏腑和经络的关系，脏腑辨证可以统一到六经辨证里面。人体的构成，里面是脏腑，连接体表的是经络，气血精津液在经络里面循行。经络是一个纽带，它把气血精津液输入到脏腑里面，在脏腑里面发生物质能量和信息的转化，我们叫气化。所以人体是以经络为纽带，脏腑为工厂，发生气血精津液的转化—气化的过程，所以六经辨证和脏腑辨证是完全统一的。如果能够把六经辨证统一到脏腑，把脏腑辨证统一到六经辨证里面，那么这个辨证体系是非常复杂而清晰的。

重订296. 问曰：上工治未病，何也？师曰：夫治未病者，见肝之病，知肝传脾，当先实脾。四季脾王不受邪，即勿补之。中工不晓相传，见肝之病，不解实脾，惟治肝也。夫肝之病，补用酸，助用焦苦，益用甘味之药调之。酸入肝，焦苦入心，甘入脾，脾能伤肾，肾气微弱，则水不行，水不行，则心火气盛，则伤肺；肺被伤，则金气不行，金气不行，则肝气盛，则肝自愈。此治肝补脾之要妙也。肝虚则用此法，实则不在用之。经曰："虚虚实实，补不足，损有余。"是其义也。余脏准此。（《金匮要略·脏腑经络先后病》篇）

当然，也可以把脏腑辨证整合进去。什么叫作脏腑辨证？张仲景说："上工治未病，何也？师曰：夫治未病者，见肝之病，知肝传脾，当先实脾。四季脾旺不受邪，即勿补之。中工不晓相传，见肝之病，不解实脾，惟治肝也……肝虚则用此法，实则不在用之。"

就是对于郁体人，传少阳，如果是虚证，比如慢性肝炎脾虚者，"见肝之病，知肝传脾"，它是要传太阴的，少阳好了之后，它就是一个逍遥散证、柴胡桂枝干姜汤证。如果体质壮实，四季脾旺不受邪，那就不能补，要用大柴胡汤，那是传到阳明去了，少阳阳明一起病，说明他是热体人。

这样，脏腑辨证的思想就整合到六经辨证里去了。所以从少阳过来，这个人该用大柴胡汤还是该用柴胡桂枝干姜汤，取决于这个人是脾虚不脾虚。不脾虚，用了柴胡桂枝干姜汤，炎症反应更重。一个急性出血坏死性胰腺炎，用柴胡桂枝干姜汤，用早了会死人，炎症反应更重。如果是一个脾虚的人，用了大柴胡汤，那病也好不了。肝脏病，脾虚不脾虚，那是脏腑辨证的思想，《金匮要略》第一篇就是脏腑经络先后病，"见肝之病，知肝传脾，当先实脾"，就很好地将脏腑辨证的思想整合到六经辨证中了。

在辨病的时候，在讲理的时候，大家要注意《伤寒论》讲的是六经病，它是以新感为代表来讲六经病。不是说六经不治痼疾，而是说《伤寒论》是以新感的发生、发展的过程，描述了这个六经的模型，这样会说得很清晰。而《金匮要略》主要是讲脏腑病，是以痼疾为主，也就是以内伤疾病为主。但是《伤寒论》是统一《金匮要略》的，就是说这个脏腑辨证是完全可以融入六经体系里面的，所以叫《伤寒杂病论》。《伤寒论》是可以把《金匮要略》给统一起来的。

当我们把脏腑辨证的思想很好地整合到六经辨证中去的时候，治病就简单了，就把脏腑辨证和六经辨证统一起来了，就把《伤寒论》和《金匮要略》统一起来了，就把脏腑病和经络病统一起来了。

我曾经讲过呼吸病学，它是基于脏腑辨证的，但是这个脏腑辨证体系，能很好地融入六经辨证体系中。它对太阳病论述很多，因为呼吸系统疾病往往是被感冒所诱发的，但是又和普通的感冒不一样，因为有慢性阻塞性肺疾病的基础。那个慢性阻塞性肺疾病就叫痼疾，感冒诱发就叫新感。新感从六经辨证的思想上可以很好地去探讨它，痼疾还是脏腑辨证的问题。它核心是在肺脏，当然不完全在肺脏，它还可以引起心脏的病，表现为肺心病；它还可以出现激素水平低了，涉及肾脏；呼吸道疾病还可以有免疫系统功能低下，就涉及脾脏的问题。而脾脏是太阴病，肾脏是少阴病，心脏也是少阴病，一样可以把它归到六经辨证。用六经辨证就很好地把脏腑辨证统一起来了，但是脏腑辨证的思想能够帮助我们去认识痼疾，认识三阴的疾病，这样我们对疾病的认知就变得更加丰富了。

二、外感与内伤

《金匮要略》的"脏腑经络先后病"这一篇讲："夫人秉五常，因风气而生长，风气虽能生万物，亦能害万物，如水能浮舟，亦能覆舟。若五脏元真通畅，人即安和，客气邪风，中人多死。"

这一段在讲外感和内伤的关系。人体外感六淫，它背后的原因是什么？六气，在我们人身上叫五气，在外面叫六气。五气又叫五常或者五贼，正常的五气叫五常，生了病的五气叫五贼，或者叫五邪。这外面的六气是人体生长所需要的，尤其以风为代表，风生万物，万物的生长依赖于它。但是水能载舟，也能覆舟，所以六气也能够感染人。六气感人，尤其以风邪、寒邪为甚，也能导致人的死亡。但是如果人体五脏元真通畅，人就安和，就不容易感邪。外感六淫从经络体表而来，内生五邪是从体腔、从脏腑而出，外感和内伤相互影响，它们有先病、有后病。外感可以导致内伤，内伤也可以导致外感。这就是他讲的脏腑经络先后病。

比如"夫病痼疾，加以卒病，当先治其卒病，后乃治其痼疾"，这句话就在讲外感和内伤的关系，六经辨证和脏腑辨证的关系，三阴和三阳的关系。

还有"病有急当救里救表者，何谓也？师曰：病，医下之，续得下利清谷不止，身体疼痛者，急当救里；后身体疼痛，清便自调者，急当救表"，这是指如果感冒以后，下利清谷，身体疼痛，急当救里，用理中丸。如果是身体疼痛，清便自调，应用桂枝加芍药生姜各一两人参三两新加汤。理中丸治的是三阴，太阴病，这个也属于脏腑辨证的脾虚，脾胃虚寒证。而桂枝加芍药生姜各一两人参三两新加汤，它辨的是太阳病，是六经病。所以这一条在讲三阳的外感和三阴的脏腑功能紊乱，它们之间是相互影响的。也就是说，只要有内在的脏腑功能紊乱，元真不通畅，外面就容易感邪；外面感邪久了，也会导致内脏的元真不通畅。

如果这个人有痼疾，现在又有卒病，比如一个脾虚的人感冒了，一身疼痛又腹泻，泻得严重，该用理中丸。如果他感冒了，一身疼痛，没有明显的腹泻，那就用桂枝加芍药生姜各一两人参三两新加汤。为什么是桂枝汤加味？因为桂枝汤证就是表虚证，治脾虚的，疼痛加芍药，气虚明显加人参，那就是桂枝加芍药生姜各一两人参三两新加汤，这就是在讲六经辨证和脏腑辨证的关系。因为桂枝加芍药生姜各一两人参三两新加汤，从脏腑辨证的角度上讲就是脾虚，就是一个脾虚的人感冒了，但是这个时候他的表证明显，他里证不明显，没有明显的腹泻，所以以解表为主，还有扶正的人参。桂枝汤本身就健脾，再加人参，扶正作用明显一些，他这个病就好了。如果他里证很明显，有显著的腹泻，就用理中丸，急当救里。

所以："千般疢难，不越三条：一者，经络受邪，入脏腑，为内所因也；二者，四肢九窍，血脉相传，壅塞不通，为外皮肤所中也；三者，房室、金刃、虫兽所伤，以此详之，病由都尽。"

最终导致的要么是经络病，要么是脏腑病。

所以，"若人能养慎，不令邪风干忤经络，适中经络，未流传脏腑。"首先是养慎，不要让邪风干忤经络，就是首先经络不要得病，不要得太阳病，狭隘地说叫太阳的病，广义地说叫六经的病。适中经络，未流传脏腑，中了经络还没有传脏腑。为什么说广义地说叫六经的病？比如说太阳病感冒了，还有胃肠型感冒，胃肠型感冒那是太阴的外感证，所以感冒不仅是三阳的问题。"适中经络，未流传脏腑，即医治之；四肢才觉重滞，即导引、吐纳、针灸、膏摩，勿令九窍闭塞；更能无犯王法，禽兽灾伤；房室勿令竭乏，服食节其冷热苦酸辛甘，不遗形体有衰，病则无由入其腠理。腠者，是三焦通会元真之处，为血气所注；理者，是皮肤脏腑之纹理也。"

这是在回答前面那一句："若五脏元真通畅，人即安和。"里面是脏的元真，到了体表就是腠理，腠理是三焦通会元真之处。三焦是元气之别使，通过三焦把元气输布到全身的腠理。元真不仅包括元气，还包括阴血。所以腠"为血气所注"，"理者，是皮肤脏腑之纹理也"。

三、通用性和特异性

通用性和特异性：

《伤寒论》：通用性好，特异性差。

《金匮要略》：特异性好，通用性差。

关于通用性和特异性的问题，这就是从事经方的人和现代的中医学者之间的区别。

民间有很多中医医生从事经方应用与研究工作，高等院校里面也有很多从事经方教学工作的老师。但是临床各个科如循环、呼吸、消化、泌尿、内分泌某些医生，他们会认为高等院校里的老师对每个科的疾病都不够专。医学发展到今天分科很细了，每一科的疾病知识量越来越大，专科性越来越强。这是临床医生对从事经方的人的一个看法。

但是某些从事经方教学工作的人怎么看临床医生，他们认为从事循环、呼吸、消化、泌尿、内分泌的这些中医医生基础很薄弱。

所以实际上就是这些经方的学者和临床的专业的学者分歧很大。为什么会有这个分歧？有没有可能把经方和临床都做得非常强？我们中医界有一个人，可能大家并不是很熟悉，但是这个人在中医史上极为传奇，叫陈达夫。陈达夫是中华人民共和国成立初期的学部委员，现在叫院士。他家传的眼科六经辨证法，非常神奇，他的眼科技术在那个年代，无人可及，他是把经方和眼科的结合达到了炉火纯青的地步，所以说经方和临床是可以紧密结合的。

但紧密结合的困难在于以《伤寒论》为代表的经方，通用性好，特异性差。就是学好《伤寒论》啥病都能治，这就叫通用性好。它特异性差，是对每一个科的疾病研究得不够深入。这就是为什么我非常强调大家学经方一定要读《金匮要略》，因为《金匮要略》的特点是它的特异性非常好，但是它的通用性很差。

比如，有一个方叫六物黄芩汤。这个方见于《金匮要略》，但我们从《伤寒论》角度上很好理解它，用于肝郁脾虚的人。肝郁脾虚的人，很多疾病都会出现，使用六物黄芩汤的机会非常多。因为它里面有清肝的黄芩，所以叫六物黄芩汤，它里面还有健脾的人参、桂枝，有可能这个患者有恶心的消化道症状，所以还有半夏，因为木克土就有消化道症状。这个方使用机会非常多，存在很多个案。但是《金匮要略》又讲了一个病，叫"（咳而）脉沉者，泽漆汤主之"。如果出现咳嗽，但是右手的寸脉沉而有力，这是一个典型的肺癌。这种肺癌的代表性处方，80%以上的肺癌，都适合用泽漆汤。泽漆汤就是六物黄芩汤加了3个抗癌药：泽漆、白前、紫参。白前虽然是一个止咳药，但它是治疗咳嗽中药里面的一个抗癌药，它具有显著的对肺癌细胞杀伤作用，其他的止咳药没有。它是六物黄芩汤加泽漆、白前、紫参。紫参到底是什么药，说法不一样，我认为是石见穿。那么《金匮要略》的泽漆汤，针对肺癌效果非常好，但是它就比我们六经体系下通用的六物黄芩汤适应证窄，它就是治肺癌，而我们六物黄芩汤可以适用于各个科。如果一个肺癌的患者口苦、乏力、手心潮，可以辨成六物黄芩汤证，但是它治疗肺癌效果并不好。因为六物黄芩汤的通用性很强，肺癌可以用，肝炎也可以用，但是它的特异性差。一旦加上泽漆、紫参、白前，它的特异性就变得很强，专门针对肺癌，但是它的通用性就差了。慢性肝炎可以用泽漆汤吗？不可以，因为它的药物都具有治疗肺癌的作用。

为什么我们要把《伤寒论》和《金匮要略》有机地结合起来？《伤寒论》的六经辨证给了我们一个很强的通用的诊断治疗疾病的方法。学会了六经辨证，哪个科的病都会治，但是它的特异性差。《金匮要略》强调辨病论治，它里面有很多方，特异性非常好，但是它的通用性差。就是它治这个病有效，就没办法用来治别的病。比如，治风水的越婢加半夏汤，它对肺心病引起的心衰，肺部感染引起的心衰，它很强调特异性，但是它的通用性很差。治肉极的越婢加白术汤，治疗运动神经元疾病，它的作用很强，但是它使用的范围有限。这是它的一个特点。所以我们学习《伤寒论》，一定要把《伤寒论》和《金匮要略》结合起来，要认识到所学的每一个处方的通用性和其特异性。

怎么去解决处方的通用性和特异性的问题？就是在通用性的基础上加上特异性的药。

治疗肺癌的泽漆汤，它不外乎是六物黄芩汤，加了泽漆、白前、紫参。但是泽漆吃了容易恶心呕吐，泽漆对消化道副作用很大，所以泽漆汤里面的生姜剂量很大。它用大剂量的生姜、半夏去拮抗泽漆引起恶心呕吐的副作用，它的剂量增加了，所以生姜重用。它实际上是个六物黄芩汤证。

我们说桂枝汤证时发热，自汗出，其原因就有很多。比如更年期也时发热，自汗出，更年期综合征就可以用桂枝汤，有效，但是不是效果都很好？不是。因为桂枝汤证的通用性很好，但是特异性差，差在引起更年期综合征的时发热，自汗出是因为患者激素分泌减少。这个时候应该增加雌、孕、雄激素。在桂枝汤的基础上，给它加菟丝子、枸杞子、女贞子，提高其性激素水平，这样桂枝汤就变得对更年期综合征很有效了。如果更年期综合征伴有低钙或者老年人低钙，也时发热，自汗出，小儿低钙也"时发热，自汗出"，用桂枝汤有效吗？有效。用30克龙骨，30克牡蛎，加在桂枝汤里面，组成桂枝加龙骨牡蛎汤。患者吃了后，汗就少了。

所以我们学习《伤寒论》，要破除《伤寒论》的这种情况，就是通用性好、特异性差，特异性好、通用性差。只有在了解通用性的基础上，再去掌握特异性，才算学好了。比如，桂枝汤可以用在好多种情况下，针对时发热，自汗出，好多疾病都可以桂枝汤为基础，但要对每一个疾病有其针对性。

这是学好《伤寒论》的第一条——通用性与特异性相结合。

我们讲了《伤寒论》和《金匮要略》之间通用性和特异性的问题，这就是经方和时方，或者说现代临床各个专科之间的关系。大家学了《伤寒论》后处方通用性会比较好，但特异性差，除了《金匮要略》有些方的特异性强，总的来讲那些方大家也不会用，那些方都是大方，大家一看都不敢开，因为也不知道这些大方是怎么组成的。

所以好多临床专家不认可经方家，他们认为经方家讲得头头是道，但临床看病效果一般，因为临床的疾病专科性很强；而经方专家也不认可临床专家，所以教《伤寒论》《金匮要略》的老师，有的总认为医院的医生中医经典都没有研究透，看病效果不会好。

　　这样两者就会形成分歧，分歧的原因是一个强调特异性，一个强调通用性。特异性，他干哪一个科，他就要强调哪个科的特异性，而《伤寒论》《金匮要略》，尤其《伤寒论》，通用性强，特异性差。但是没有通用性，哪来特异性？如果连基础都不会，又谈得上什么专科？所以《伤寒论》《金匮要略》都是很重要的基础。

第五章 《伤寒论》的思维模式与话语体系

第一节 《伤寒论》的思维模式

一、逻辑思维与象思维

我们认识世界就是四大角度，一个叫作理，一个叫作气，一个叫作象，一个叫作数。可以说，理、气、象、数这是我们认识世界的4个方面。

理：逻辑思维。
气：一元论。
象：象思维（定性研究）。
数：定量研究。

理，是逻辑思维。气，是一元论。元气学说把运动变化的原动力归为一个元，叫作气。这是我们东方哲学的气一元论，又叫元气学说。象，是指象思维。但是象思维，不管脉象也好，舌象也好，面象也好，都是定性研究。什么是定量的研究？数。数是定量的研究。但是我们东方的理、气、象、数，大部分人掌握的是象、数，比如汉字就是象形文字，我们的思维是象思维。但是在象思维的基础上，要训练我们的逻辑思维。

气始而生化，气散而有形，气布而蕃育，气终而象变，其致一也。（《素问·五常政大论》）
理（规律）—气（动力）—象（表现）—数（量变）。

　　这理、气、象、数的四大认识事物的角度，我们其实都是需要的。但是我们学中医的人特别强调了象思维，特别强调了中医思维。然而这个象思维本身有它的优势，也有它的缺点，我们要从理和气的角度去认识世界。象的本质是这个东西——《黄帝内经》讲的"气始而生化，气散而有形，气布而蕃育，气终而象变，其致一也。"所谓气终而象变，就是这个象、这个有形、这个蕃育，它是根源于气。气是整个物质世界的原动力，象是外在表现。那么什么东西在决定着这个气的运动变化？那是理，是规律。规律在决定着气的运动变化。

　　气是万事万物发生发展的动力，表现出了象，所以气终究会象变。而象的表现，它呈现了一个质变和量变。它的质变就是这个象变了，我们象思维就能看到，但是这个象变它有一个量变的过程。比如看一个人，天天看他就不觉得老。如果10年没见他，呦，这人老成这样了。这个时候是质变，而每一天他都在衰老，那是量变，那是需要用数去定量的刻画。而象，它是质变的结果，质变是由于量变引起的。

　　所以，理、气、象、数是认识事物的4个侧面，它反映了人们对整个物质世界运动变化规律的认识。所以我们对整个物质世界的源动力的认识，对我们这个物质世界外在表现的认识，以及这个外在表现后面细微的变化不断积累，导致这个外在表现发生的认识，这些内容要运用到我们中医上去，而不能够单纯地去看象，单纯地去摸个脉。比如看一个人，气虚、阳虚，这时我们对中医的认识是肤浅的。中医思维要认识理，要认识象，要认识气，当然还有数，《黄帝内经》有7篇大论就涉及数的问题，那些内容比较复杂，我就不给大家讲了，我们就讲这个理、气、象的问题。

　　中医思维：

　　理：逻辑思维——聚类法、截断法。

　　气：标本法。

　　象：象思维——抓独法、平脉法。

气的问题，我们的标本法会给大家讲气，实际上标本法往下走就是数。但是因为数的层面内容不完全属于中医的范畴，我们尽可能地在科学的范围去探讨中医，所以不涉及数，我们到气就行了。但是，在讲气之前有两个内容要告诉大家，一个是理，训练大家的逻辑思维能力。这个通过聚类法和截断法，把大家对中医的认知由象思维走向逻辑思维。那么我们讲理的同时还要讲象，那个象思维。我们通过抓独法和平脉法去训练大家的象思维，如何从疾病的外在表现上去认识疾病。但是在象思维的背后，是有它的规律的。它是有逻辑思维的，这个规律就是聚类法和截断法。当然，这个疾病发生发展的原动力，是气的问题，我们用标本法去描述它。这就是我们的五法。

二、灵感思维

帝曰：何谓神？岐伯曰：请言神，神乎神，耳不闻，目明，心开而志先，慧然独悟，口弗能言，俱视独见，适若昏，昭然独明，若风吹云，故曰神。（《素问·八正神明论》）

昭然独明：神明。

（1）慧然独悟：明理。

（2）俱视独见：取象。

这段话的意义非常深刻。我们不给大家讲得很复杂，我们讲最简单的内容。就是说我们学习《伤寒论》，要昭然独明，要神明，不要越学越糊涂。不学还会看病，学了连病都不会看，那就是学糊涂了。

大道至简，我们从复杂的地方入手，然后把它剖开再把它凑出来。沉到《伤寒论》里去越复杂越好，然后还要从复杂里走出来，越简单越好。复杂的是一个个象，象的背后是它的理，理的背后是道。如果不从象上去深入认识，那么后面的理和道，都找不到。所以这个时候，如果是昭然独明，我们是神明的人，第一，慧然独悟，就是要明理。悟什么？悟的是道，悟的是理。悟道要明理，明理才能悟道，这叫慧然独悟。第二，要俱视独见，就是要会取象。《伤寒论》本身就有很多描述性语言，那些描述性语言描述的就是象，如何去取象？我们知道张仲景在说什么，他这些象背后是什么，就要明理。有的时候他把理给你讲出来了，有的时候他只讲了象。

张仲景《伤寒论》的写法，常常是描述性语言和逻辑性语言混用。这是一个特点，描述性语言就是在描述象，逻辑性语言就是在讲理。在一句话里面，既有讲病机的，又有讲症状的，还有的时候张仲景是描述性语言在明，逻辑性语言在暗，他只做描述，没有讲理。但是从他的描述可以很明显地看出背后的理。他为什么要这么写？因为东汉那个年代文字还是写在竹片上，书要用挑着走，要用一个箩筐，书童肩上带个扁担，用箩筐挑着书走。书是写在竹片上的，又是隶书，他的字也写不小，所以他的语言非常精炼。他所写的是描述性语言和逻辑性语言并用，或者描述性语言在明，逻辑学语言在暗。他认为说清楚了，他觉得写得很清楚，但是我们今天的很多人读不懂。实际上张仲景一直在和我们说，这个问题该怎么去想，该怎么理解。

我们抓住"明理取象"这4个字，就能够读懂《伤寒论》每一条，他想说什么。当然，对人的神明，这个"八正神明论"，《黄帝内经》这段话描述得非常好："帝曰：何谓神？岐伯曰：请言神，神乎神，耳不闻，目明，心开而志先，慧然独悟，口弗能言，俱视独见，适若昏，昭然独明，若风吹云，故曰神。"体会一下中医对一个人的神明的描述，写得非常好。

阳明经证

重订335. 服桂枝汤，大汗出后，大烦渴不解，脉洪大者，白虎加人参汤主之。（太阳病篇·26）

象：大汗出后，大烦渴不解，脉洪大。

理：气虚（表虚）外感化热，白虎加人参汤。

病与证：太阳病表虚证化热转阳明病经证。

"服桂枝汤，大汗出后，大烦渴不解，脉洪大者，白虎加人参汤主之。"大汗、大渴、脉洪大，这很明显是在讲白虎汤证。

上面整段话，张仲景都在描述象——大汗出、大烦渴、脉洪大，这就是一个典型的白虎汤证。由于发热可以引起烦躁，交感神经兴奋，他就在描述这个象，但他那个象和他的方对不上，他说的是白虎加人参汤。我们说脉证并治，大汗出、大烦渴，都是它的证，它的脉是洪大脉，脉与证没有问题，那为什么会是白虎加人参汤证？应该是白虎汤证啊！

不对，还有个病的问题。服桂枝汤，说的是太阳病，是太阳病的表虚证。什么人感冒以后会表现为太阳病的表虚证？这个人是太阴病，他是脾虚的人。没有感冒的时候，他的表现是太阴病。太阴病的人感冒以后，表现为太阳表虚证，用桂枝汤。但是如果这个人感冒化热了，继发细菌感染了，他就不再是白虎汤证，因为他是脾虚的人，所以用白虎加人参汤。气虚外感化热用白虎加人参汤，不用白虎汤。那为什么气虚的人会出现洪大脉？因为他感冒以后，这个时候西医叫作全身炎症反应综合征，表现为心输出量的增加。全身炎症反应综合征，心输出量增加，血管扩张（血管扩张脉就大，心输出量增加脉就洪）。这是由于炎症反应导致心脏强烈地收缩，它的血管扩张，脉大，心输出量增加，脉洪。由于心脏强力收缩掩盖了气虚的缓脉。在没有化热、没有炎症反应的时候，他的脉搏没有力气。但是由于强烈的炎症反应，将其没有力气的脉给掩盖了。摸着是一个洪大脉，觉得是个实证的脉。这个脉的实是因为白虎汤的实把它的虚给掩盖住了，它应该是白虎加人参汤证，所以张仲景是病证结合。

这一条，他显然是用描述性语言掩盖了逻辑性语言。但是张仲景也是有逻辑的，他的逻辑是用描述性语言说出来的。他的描述是"服桂枝汤"，他描述的是一个事件，这个事件后引起的症状：出汗、烦渴、脉洪大。那么它就不是白虎汤证，而用白虎加人参汤。表虚证的人需要吃桂枝汤，脾虚的人感冒以后是表虚证。脾虚的人感冒以后用了桂枝汤，但是这个病已经发热了，继发了细菌感染，成为一个阳明病。阳明病可以用白虎汤，由于患者脾虚，所以用白虎加人参汤。

"理"的本质是逻辑思维，"象"的本质是象思维，"气"是一元论，"数"是定量研究。用《黄帝内经》一句话来讲（气始而生化，气散而有形，气布而蕃育，气终而象变，其致一也），它以万事万物运动变化的规律，那叫"理"。"理"是规律、道理，讲道理就是讲规律。"理"这个规律决定了"气"的运动变化，"气"是动的。"气"的运动变化导致了事物的外在表现，这叫"象"。而事物的外在表现，是由量变到质变，研究量变与质变，就是一个"数"的问题，它这个数量的累积就会引起质变。所以理、气、象、数认识事物是一贯的。但是，不同的人有不同的思维特征，我们中医的思维特征偏重于象思维，但是我给大家讲《伤寒论》，是要"理"和"象"一起讲。"理"提高大家的逻辑思维能力，是聚类法和截断法。"象"提高大家象思维的能力，是抓独法和平脉法。另外我们还专门用标本法去认识这个疾病发生发展的源头。

当然，大家要把这个问题学明白，要具有《素问·八正神明论》讲的"昭然独明"的本领，不能成天浑浑噩噩的，那样是学不了《伤寒论》的。最起码要有两点："慧然独悟""俱视独见"。慧然独悟，要明理，这才是最重要的。学《伤寒论》，大家要去悟，悟的是理。俱视独见，要会取象。这些眼睛看到的东西是象，象的背后是理。首先要具备俱视独见的能力。取象，我们的抓独法、平脉法告诉大家怎么取象，然后要慧然独悟以明理，只有明了理了，大家才能够入道，才谈得上大道至简。首先对于纷繁复杂的事件大家要会取象，如果连纷繁复杂的事件取象都不会，就谈不上明理，也谈不上悟道，更谈不上大道至简。

第二节　《伤寒论》的话语体系

大家看我讲《伤寒论》和大家读《伤寒论》，有没有区别？因为我讲《伤寒论》，我是在用逻辑性语言给大家讲，而大家读《伤寒论》是在用描述性语言来讲。

什么叫描述性语言？什么又叫逻辑性语言？逻辑性语言是对描述性语言上的二次抽象。我们一般人用的语言叫作自然语言，自然语言就是我们的描述性语言。只有科学家、学者、思想家，他才会在自然语言基础上抽象出逻辑性语言，去进行逻辑识别。当然我们现在的教育培养，从小学就开始训练逻辑思维能力了，不是说一定要成为大科学家、大学者才有逻辑思维。但越是科学家，越是学者，越是思想家，他们的逻辑思维能力越强。

大家看数学的证明题，三段论的证明，大前提、小前提，它显然是一个三段论的证明过程。它就是一个训练逻辑思维能力的过程，但是对逻辑思维能力训练最强烈的、把逻辑思维能力和应用相结合的，就是和专业紧密结合的，那应该是在大学里。因为我们中学是训练基础的逻辑思维，但是把逻辑思维和专业紧密结合的是在大学。比如应用数学，它是把数学和应用场景有机结合了，这个逻辑思维和实际的职业生涯相对有机结合，对学生进行训练。

但是有的专业并不训练学生的逻辑思维，这就导致有的人逻辑思维能力缺失，始终沉浸在描述性语言中，而描述性语言是一个没有进行再抽象的语言，这会极大地影响我们认知世界事物本身的背后规律。所以如果我们受过逻辑思维能力的训练，就知道白虎加人参汤这一条在讲什么。

那么我们接下来就是要把大家的描述性语言和逻辑性语言相结合，要把象思维和逻辑思维相结合，要把"象"和"理"有机结合在一起。理反映到疾病上，它是认识病机的。我们讲聚类法、截断法，就是在讲理。然后，证就是一个象，症状和体征的结合构成证，这是我们的抓独法和平脉法。所以六经为病脉证并治，病和证就是一个理和象的问题，它本质上就是一个描述性思维和逻辑思维关系的问题，它本身就是对自然语言进行二次抽象的问题，这是张仲景高明的地方。所以在这么多的中医学者里面，我比较崇拜张仲景，因为我觉得他是一个逻辑思维能力非常强的人。而且在那个时代，他能够用很简单的语言把他的逻辑思维，通过这种描述性语言给表示出来。

我们很多人学的是八纲辨证，表里虚实阴阳寒热，但真正在临床上去看病的时候，没有什么作用。西医治得好的病，他们不见得能治得好；他们治好的病，西医也能治好；他们治不好的病，西医还能治好。那个表里虚实寒热，疑难病、大病他们几乎都拿不下来。就是他们的这个框架搭得太简单了，因为八纲辨证是二分法。虽然说八纲有四大类的二分法，但是这四大类的二分法是平行的，没有构成阶元体系。这种二分法去认识事物确实很简单，虽然也很直接，但是不深入。

所以《伤寒论》的写作特点，大家一定要认识到。大家抓住《伤寒论》《金匮要略》的4个字——病、脉、证、治。辨太阳病脉证并治、辨少阳病脉证并治、辨阳明病脉证并治，它是病、脉、证、治。脉是联系病和证的桥梁。病、脉、证是诊断，治是指治疗。诊断上脉是联系病和证的桥梁；病是逻辑语言，反映的是疾病的病机，是理；证是描述性语言，反映的是象，疾病的外在表象。张仲景常常是逻辑性语言与描述性语言混用，在一个句子里面出现逻辑性语言和描述性语言，或者说描述性语言在明，逻辑性语言在暗，有时候还整个在讲逻辑性语言。

一、逻辑性语言

下面这段话就是讲逻辑性语言的。"问曰：上工治未病，何也？师曰：夫治未病者，见肝之病，知肝传脾，当先实脾。"这是第一个论断。"见肝之病，知肝传脾"，就是说肝脏病容易传脾，所以要"先实脾"，这是治疗。前面是病机，"见肝之病，知肝传脾"是病机。"当先实脾"是治疗。然后第二句："四季脾旺不受邪，即勿补之"，如果没有脾虚的人，就不能补。他就和你讲了两个错：第一个错误："中工不晓相传，见肝之病，不解实脾，惟治肝也。"所以治肝治不好。第二个错误："肝虚则用此法，实则不在用之。经曰：

'虚虚实实，补不足，损有余'，是其义也。"如果这个人脾不虚，就不能够补脾。如果补了脾之后，气有余就是火，肝脏病会加重。这整个就是逻辑性语言，它在做三段论的推导。

但是我们学《伤寒论》《金匮要略》恰恰不读这些，读一句，"见肝之病，知肝传脾"，如果只知道这句话，那会治死很多人。重症肝炎"知肝传脾"，治一个死一个；突发性胰腺炎"见肝之病，知肝传脾"，治一个死一个。那么严重的炎症反应上人参，这种体质壮实的人上人参，也是治一个死一个！大柴胡汤里面没有人参！阳道实，阴道虚。阴道虚，太阴脾虚那是逍遥散证、柴胡桂枝干姜汤证。阳道实，阳明实证，那是实证！谁说过"见肝之病，知肝传脾"？张仲景从来没有讲过"见肝之病，知肝传脾，当先实脾"，他后面还有句话，"四季脾旺不受邪，即勿补之"。大柴胡汤里面用人参，这是不可以的。

大家得把逻辑性语言真正学明白，比如讲："服桂枝汤，大汗出后，大烦渴不解，脉洪大者，白虎加人参汤主之。"这是一个描述性语言，但是这个描述性语言里面，是把逻辑性语言放在下面的。描述性语言在明，逻辑性语言在暗。

二、描述性语言与逻辑性语言同用

还有描述性语言和逻辑性语言同时共用的："太阳中风，阳浮而阴弱。阳浮者，热自发；阴弱者，汗自出。""阳浮而阴弱"指的是一个浮弱脉，因为他说："太阳病，外证未解，脉浮弱者，当以汗解，宜桂枝汤。"他就说的是一个浮弱脉。那么为什么叫"阳浮而阴弱"？这就是讲张仲景的阴阳脉法，大家就要读平脉法、辨脉法。张仲景的阴阳脉法有好几种，我这里只讲其中的一种，因为我在讲这一条，不是在讲脉学。简单地说，把关脉和寸脉相比，把关脉和尺脉与寸脉比，寸脉是阳脉，关脉是阴脉。寸脉是阳脉，阳脉浮就是寸浮。关脉弱——指右手的关脉，就是候脾胃的——就是脾虚。脾虚的人感冒了，就会"阳浮而阴弱"。"阳浮者，热自发"，感冒了；"阴弱者，汗自出"，脾虚多汗，它就在讲这个机制。

我们说这个阴弱是脾虚，是因为"太阴病篇"讲"太阴为病，脉弱"。"其人续自便利，设当行大黄、芍药者，宜减之"，为什么要减？"以其人胃气弱，易动故也。"这条就是在讲"太阴为病，脉弱"。太阴病的脉是个弱脉，现在患者大便排不出来了，"设当行大黄、芍药者，宜减之。"其病机是"以其人胃气弱，易动故也"，患者脾虚，吃了大黄、芍药容易腹泻。随后就"其人续自便利。"这句话，我把文言文的倒装给换了，大家再这样读：太阴为病，脉弱，设当行大黄、芍药者，宜减之。以其人胃气弱，易动故也。其人续自便利。

"太阴为病，脉弱"，就是这里讲的"阳浮而阴弱"。太阴、太阳为开，阳指太阳，阴指太阴，或者是阳指寸脉，阴指关脉，大家怎么理解都可以。那阴和阳是什么意思？张仲景在这里没有为阴和阳下定义。因为中医阴阳的范围太广泛，大家还可以理解为——阳为天，天浮；阴为地，地弱，这叫天崩地裂。因为中医思维很奔逸，而逻辑思维首先是要下定义，明确概念的内涵和外延。但是，由于我们传统的这种思维模式，中国东方文化的这个特点，它就是没有下定义。要真正去解释这个阴阳在这里到底是指什么，这是它比较难的地方。

从这里就会明白，"太阳中风，阳浮而阴弱"，这个既指脉，又指病情。比如"太阳病，外证未解，脉浮弱者"，它这个阳浮而阴弱不指脉，阳指太阳，阴指太阴，是指病机。最后的临床表现是自汗、发热，该用桂枝汤。时发热，自汗出，那就是它的象，是象思维对症状的描述。阳浮阴弱，那就是它的病机，用逻辑思维来讲理。

大家读《伤寒论》要把前后各条互参，不能把各条之间分解开，否则不好读，也不好理解。六经辨证是个动态的过程。如果读"太阳病篇"，忘了"太阴病篇"，读"太阴病篇"，忘了"阳明病篇"，读"阳明病篇"，又忘了"太阳病篇"，那这不行，就学不了。所以大家真正搭建了这个逻辑思维的框架，理解《伤寒论》就很简单。

三、描述性语言向逻辑性语言转化

我再讲一条大家就知道，描述性语言如何向逻辑性语言转化。"发汗后，腹胀满者，厚朴生姜半夏甘草人参汤主之。"什么叫"发汗后，腹胀满者"？就是说这个人用了麻黄汤发完表，发完表以后腹胀。腹胀用厚朴生姜半夏甘草人参汤。厚朴生姜半夏甘草人参汤的组成是：厚朴30克，生姜30克，半夏15克，甘草6克，人参3克，剂量递减，减半。

> 描述性语言向逻辑性语言转换：
> 为什么发汗后腹胀满？麻黄抑制胃肠蠕动，阳气出表。
> 什么人发汗后腹胀满？太阴脾虚。
> 治什么病？脾虚腹满（病机脾虚，主证腹满）。

我们把描述性语言转换为逻辑性语言，这个方在说为什么发汗后会腹胀满？这是第一个问题。

用西医知识进行解释：麻黄抑制胃肠道的蠕动。因为麻黄所含麻黄碱有拟交感神经活性，相当于肾上腺素，它提高人的交感神经活性。交感神经兴奋，胃肠道蠕动功能减退。

用中医的语言来解释：阳气出表。阳气出表了，里面的阳气不够，它就不能够推动胃肠道的蠕动。

交感神经兴奋，才能出汗，才能够退烧。

那么，什么人发汗后会腹胀满？

用西医的语言来解释：胃肠道运动功能减退的人，就是胃肠动力不足的人，他对交感神经一直很敏感。他一紧张就不吃东西，大家看脾虚的人一紧张他就不吃东西，他交感神经兴奋之后食欲减退。

用中医语言来解释：脾虚的人阳气一出表，它里面阳气就不够了，胃肠道就不运动，所以他发汗后腹胀满。脾虚的人用了麻黄汤，发完表以后腹胀满。

那脾虚的人为什么会用麻黄汤？不对，他应该用桂枝汤。那现在已经造成了这个局面了，怎么办？用厚朴生姜半夏甘草人参汤。这是治外感病，内伤怎么办？怎么把六经辨证的外感病和脏腑辨证的内伤疾病联系起来？其实，所有脾虚腹胀的人都可以用这个方。

功能性胃肠消化不良的人，如果有肝胆疾病木来克土，那么用这个方不好使，就需要疏肝。

我们就单讲一个脾虚。脾气虚弱的人，以腹胀为明显。有个患者和医生说他腹部胀得很，很难受，先把胀解决了。用厚朴30克，生姜30克，半夏15克，炙甘草6克，人参3克拿去，一剂药下去，他腹部就开始动了。如果他的腹部不动，就要想想，第一，这个人是不是单纯的脾虚，是不是肝郁脾虚？第二，腹部胀是不是肿瘤，或者是不是抑郁症？如果他单纯是一个胃肠道的蠕动功能减退，单纯是脾虚的问题，那用上面的药方，就可以有效。

所以六经辨证和脏腑辨证是相通的，那我们用脏腑辨证就可以，但六经辨证会深刻揭示疾病的机制和疾病模型，因为对疾病认识是多阶元的，使得我们对疾病的认知更为深刻。大家把这个东西想明白了，才能够谈得上去学《伤寒论》。

如何提高逻辑思维能力，如何把病和证有机地结合？大家要认识到张仲景写书的特点，要知道他是怎么样使用逻辑思维、描述性语言的。怎样由一个描述性语言向逻辑性语言转换？描述性语言向逻辑性语言转换的时候，一定要记住六经辨证，六条经之间是相互影响的。大家可以用后面的条文去理解前面的条文，也可以用前面的条文去理解后面的条文，最终真正弄清楚它的这个知识结构，只有这样，才能够真正地理解《伤寒论》。

就像前文讲的"**服桂枝汤，大汗出后，大烦渴不解，脉洪大者，白虎加人参汤主之**"，这句话大家可以改用另外一种语言来描述，叫作气虚的人，感冒以后化了热，该用哪个方？"服桂枝汤"，用六经发育树的模型，可以理解为气虚，表虚证。或者理解为表虚，或者理解为气虚，因为表虚证的本质是气虚外感。气虚外感用桂枝汤以后，大汗出，大汗出后大烦渴不解，这叫作阳明经证。我们叫作化热了，或者继发细菌感染了，大家可以用不同的语言体系去说这个问题。而这个"大汗出后，大烦渴不解"，它是一个描述性语言，这个描述性语言背后的本质是化热。或者用西方的语言来说，它是继发细菌感染了，或者说它是一个全身炎症反应综合征，这是西医的那套描述性语言，那么它就应该用白虎汤。但是，由于这个人是一个气虚的人，那么它应该是一个白虎加人参汤证。大家就可以把它转化为纯逻辑性语言，就是气虚外感化热用白虎加人参汤。这就是一个纯逻辑性语言，就把"服桂枝汤，大汗出后，大烦渴不解，脉洪大者，白虎加人参汤主之"这种描述性语言转化成了逻辑性语言。

要把描述性语言转化成逻辑性语言，首先要知道六经的这个模型。那么为什么一定要把描述性语言转化为逻辑性语言？当我们把描述性语言转化为逻辑性语言之后，更能认识到疾病的本质。因为逻辑性语言是在讲疾病的病机，在讲理，更容易认识疾病的本质，而不单是从现象上去把握疾病。

对于白虎加人参汤证，《伤寒论》是怎么去描述这一证的？张仲景的描述性语言一共有3条，第一条是"伤寒若吐若下后，七八日不解，热结在里，表里俱热，时时恶风，大渴，舌上干燥而烦、欲饮水数升者，白虎加人参汤主之"，第二条是"伤寒无大热、口燥渴、心烦、背微恶寒者，白虎加人参汤主之"，第三条是"伤寒脉浮、发热、无汗，其表不解，不可与白虎汤"。

"伤寒脉浮、发热、无汗，其表不解"，那是个麻黄汤证，不可以用白虎汤，但是，麻黄汤证化热以后，这个时候它讲"渴欲饮水，无表证者，白虎加人参汤主之。"前面又说不可用白虎汤，那是一个表实证。如果说是一个麻黄汤的表实证，其表不解的，它"不可与白虎汤"。如果表现为"渴欲饮水，无表证者"，这就是后世讲的太阳中暍，就是中暑，中暑的患者就是渴欲饮水，它应该用白虎加人参汤。

其实这么多详细的条文还是沉浸在描述性语言中。如果我们要把这个描述性语言归结到一个非描述性语言，白虎加人参汤证指的是阳明气虚证，就是气虚体质的人，他得了这个阳明经证怎么办？比如中暑，大家知道什么样的人容易中暑吗？就是这个太阳中喝，中暑，可能大家不太知道。我自己早年就特别气虚，我的体会是气虚的人最容易中暑。因为外部温度高了，机体处于高代谢、高消耗状态，而气虚的人代谢水平低，但是这个时候由于高温需要人的代谢水平高。我早年就是天一热了就受不了，很快就中暑。因为气虚的人代谢水平低，但是，环境又需要他高代谢，所以他很容易中暑。中暑不夹湿的我们叫作暑热，它是白虎加人参汤证，就是这么个机理。

大家要深刻认识白虎汤证的本质。第一，在外感病中，白虎汤证本质上是一个全身炎症反应综合征；第二，在内伤病中，它是一个高代谢呈现的综合征，比如像糖尿病。白虎汤证就是代谢水平高，交感神经兴奋，所以它发热汗出，表现为大热、大渴、大汗、脉洪大。脉洪大就是交感神经兴奋，肾上腺素分泌增加，心脏收缩增强，它就表现为一个洪大脉。

当大家认识了这个疾病背后机制的时候，就可以把白虎加人参汤用在各种疾病上，而不是单纯去描述它的证。因为白虎加人参汤证和白虎汤证有一个区别，就是患者表现为其背恶寒，叫"背微恶寒者，白虎加人参汤主之"。就是说白虎加人参汤证的人，他虽然发热，但是他背心凉，背心怕风。这个症状，有时候可以见到，但是很难问出来，因为白虎汤证发热，他不喜欢穿衣服，他不喜欢侧着睡，他喜欢躺平。因为他背心有一点怕凉，怕风，背微恶寒。其实这个很难去鉴别，不过，临床上也能见着。但是他躺平了就一定是因为背心怕冷、背心怕风吗？不好讲。

白虎加人参汤证特别好鉴别，如果知道它的病机，知道这个气虚的高代谢，或者说是气虚的炎症反应，知道这个疾病的前后转归，那个白虎加人参汤证没有人认不了（彩图8）。那为什么有时又认不了白虎加人参汤证？是因为大家孤立地看待这个证，是沉浸在张仲景的描述性语言中去了，就是在描述性语言中孤立地看待这个证。如果大家不是孤立地看这个证，这个人是桂枝汤证，感冒了，感冒后化热了，出现白虎汤证，便立刻知道是白虎加人参汤证。如果大家不是孤立地看这个病，这个人平时脾虚，每天来你的诊所，你给他开八珍汤、开四君子汤，现在感冒了，他就是个桂枝汤证。然后他桂枝汤证化热了，那他就是白虎加人参汤证。现在炎症好了，感冒好了，又恢复到正常状态，他还是个脾虚，又是四君子汤证、理中汤证。这个才是六经辨证教给我们的东西，这个才是我们在六经辨证中需要学到的东西。

如果是气阴两虚，因为它持续发热，气阴两虚的炎症到后期很常见。对于这种气阴两虚体质比较差的人，方中那个知母太凉了，把知母换成竹叶，竹叶石膏汤就是把白虎加人参汤中的知母换成竹叶（彩图8）。但是，这种气阴两虚的人到温病后期，他容易恶心，然后来一个半夏配麦冬，麦门冬汤这个架构来治疗（彩图8），恶心这些证也非常常见。合并阴虚的原因，就是气虚的人炎症不容易好，总是发热出汗、水分丢失，他就会表现出阴虚的症状，这就是一个竹叶石膏汤证（彩图8）。而且持续地交感神经兴奋抑制胃肠道的蠕动，就容易引起恶心，持续地发热会导致长口疮。这里面用了竹叶，竹叶就能够治疗口疮，里面富含多种维生素，又可以治疗炎症情况下维生素缺乏，抑制维生素缺乏导致的口疮。为什么要用竹叶代替知母不用其他药？因为竹叶既能解表，又能退烧，还能治口疮，能够补充维生素，持续地发热后舌头都会烂。交感神经兴奋导致恶心，持续地出汗导致阴虚。为什么炎症会持续出现？因为气虚，免疫力低了，炎症就不容易好，它就是一个竹叶石膏汤证。

除了有气虚还有阳虚。阳虚的石膏都嫌它凉了，把石膏换成葛根，加附子温阳，那就是竹叶汤。所以阳虚之人外感出现阳明病，把石膏换成葛根，因为阳虚之人石膏也凉。所以白虎加人参汤里面有一条："立夏后、立秋前，乃可服，立秋后不可服，正月二月三月尚凛冷，亦不可与服之，与之则呕利而腹痛。""正月二月三月尚凛冷"就是外界的阳气虚，患者现在是自身的阳气虚。那么正月二月三月不可以用白虎加人参汤，是不是就不可以用？大家把白虎加人参汤的石膏换成葛根，加上附子，也可以用，那就是竹叶汤。如果这个人体质以阳虚为主，大家用白虎加人参汤就有问题了，太凉了，可以把石膏换成葛根，知母换成竹叶，然后再加附子。这就是它的这个思维，补气的桂枝、大枣、生姜，火郁发之防风、桔梗，这都没有关系了。

大家把竹叶汤弄明白了，就知道再造散。再造散，告诉大家夏日加石膏。再造散是羌活、防风、细辛、附子，就是麻黄细辛附子汤不用麻黄，改羌活、防风，因为很多人不愿用麻黄，怕掌握不住。然后三阴是个递进关系，加了补气的桂枝汤和人参、黄芪，因为感冒头痛加川芎。他告诉大家夏日热甚加石膏，就是这个白虎加人参汤应对夏天热的套路。方法是少加石膏，不能加多，阳虚的人不能重用石膏。阳虚的人是不是就不能重用石膏？也不见得。如果这个阳虚的人他现在炎症反应很重，也可以重用。我老师治疗白血病，就是对于高烧的白血病患者，西医治不好请他去，他就用白虎汤加附子，一剂药就退热了。

白虎汤证与白虎加人参汤证的本质又有什么区别？我们在望诊课程中给大家讲过，这个白色颗粒状的舌苔，它代表白细胞的吞噬功能障碍。这种人是气虚的，属于白虎加人参汤证。如果他外周血粒/淋比例降低，淋巴细胞增加，粒细胞减少，它免疫漂移，这种人是阳虚的，区别在这儿。一旦认识到背后的机制，看着化验单我都可以开中药，而且我开的比你准，一治一个准。

当化验单的粒/淋比例降低，淋巴细胞升高，它实际上是皮质激素水平低了，皮质激素水平低了导致Th漂移，所以淋巴细胞增加，这是肾阳虚，因为皮质激素水平低了。而白色的舌边颗粒状苔，是粒细胞吞噬细菌功能障碍，它不能把细菌吞噬，然后通过氧化反应杀伤细菌，所以舌苔是白色而不变黄。由于黄苔是阳明病，它苔白不变黄不变成阳明病，因为它气虚，炎症反应弱了，这是非特异性免疫病，这是白虎加人参汤证。

我虽然学过中医，也学了那么多年的西医，但是我不认为西医好，我从来不觉得西医比中医好，我也不认为中医就比西医好，因为在我眼中没有中医和西医的区别。所以当真正理解疾病后面的机制之后，就不会有中医、西医的区别。

对于阳气来说，阳，很多时候代表特异性免疫。比如皮质激素水平低了的麻黄细辛附子汤证、麻黄附子甘草汤证，都是少阴病。气，代表非特异性免疫，也和特异性免疫效应阶段有关系，它是太阴。

免疫系统，特异性免疫，它的抗原底层和肝有关系，它的免疫活化和肾有关系，它的免疫效应和脾有关系。这样，大家就知道阳虚和气虚背后的一些免疫机制。气虚与阳虚，分别对应着六经病的太阴病与少阴病。非特性免疫和气的关系最密切，特异性免疫和阳、气都有关系，因为少阴病有太阴病的基础，三阴是递进关系。

我们中医讲"阳气者，若天与日，失其所则折寿而不彰，故天运当以日光明"，这里的阳气是有其免疫基础的。所以我觉得一个现代中医，一个真正把中医学明白了的中医，他是不排斥西医的，因为其实中医西医都是看病的手段之一，两者之间没有那么大的隔阂。

从这里可以告诉大家，为什么我们要去认识这个疾病的模型。一个阳明经证，大家怎么知道桂枝汤证变成了白虎加人参汤证而不是白虎汤证，大家如何更好地去认识白虎汤？那白虎汤证怎么会转化为竹叶石膏汤证，竹叶石膏汤和竹叶汤又是个什么关系？白虎加人参汤是气虚的，竹叶汤是阳虚的，那气虚和阳虚又有什么区别？气虚和非特异性免疫有关系，阳虚和特异性免疫有关系。但是，阳虚的人又有气虚的基础，三阴是个递进的关系，大家怎样从中医上去判断它，怎样从西医上去判断它。通过四诊八纲，我会鉴别阳虚、气虚，没有四诊八纲，我拿着个化验单和血常规，都可以鉴别阳虚、气虚。所以就是中医的内容要真正去理解，但是依赖于大家要认识到这个六经模型。

第六章　聚类法上·辨阴阳

第一节　分类与聚类

聚类法是从理的角度上去认识《伤寒论》。理，是训练大家的逻辑思维，聚类法从逻辑思维的角度上去训练大家如何认识《伤寒论》。

在理的角度上就表现为聚类法或截断法，去认识疾病发生、发展的规律。聚类法是搭建六经模型，六经模型用西方的语言叫作六经的发育树，或者说我们如何去搭建六经这个疾病模型。截断法就是讲这个疾病模型之中，疾病是如何进行传变的。

我们首先讲聚类法，去明它的理，去搭建它的疾病模型。为什么要去搭建这个疾病的模型，或者说搭建这个六经的发育树？因为一旦有了这个疾病模型，认识了六经发育树，再看仲景的条文，就会变得非常简单。

首先我们搭建这个六经模型。

聚类法实际上是张仲景对疾病六经发育树的一个认识。这个六经发育树是个分类体系，把六经分成阳经病、阴经病，阳经分出三阳，阴经分出三阴。然后，三阳和三阴各自又分出外证、里证。在体腔之外的，就叫作外证，外证就叫作在经；里证是在体腔之内，胸腔、腹腔之内的，叫里证，也就是三阳在腑，三阴在脏。然后外证分出各个证型，各有其代表证，里证也分出代表证。最后还有一个就是，每一个代表证常常都有形质病、气化病、神志病。

这个六经系统的发育树分为5阶元。

第一个阶元是辨阴阳。辨病发于阴，病发于阳，先区别是三阴还是三阳，是三阴的病，还是三阳的病。

第二个阶元是六经病。如果是三阳，则需辨太阳、少阳、阳明；

如果是三阴，则需辨太阴、少阴、厥阴。就是三阳在哪一条经，三阴在哪一条经。

第三个阶元是每一条经都有外证和里证。外证就是所谓的在经，指体腔以外的症状、证型；里证就是在腑或者在脏，三阳是在腑，三阴是在脏。

第四个阶元是找到代表证。比如太阳病，里证的代表证是蓄血和蓄水，这是太阳里证的代表证，它是在腑；少阴的代表证，它有寒化证、热化证，寒化有在心在肾，热化也有在心在肾，这就是它的代表证。

第五个阶元是每一证都有形质病、气化病、神志病，又有形、气、神病的区别。

分类系统

本质区别——外在表现

阶元　　标型

理　　象

病　　证

这5个阶元可以聚类。就是这个分类系统，是因为有内在的本质区别，它才能分类。就是它这个分类是客观存在的，它一定有内在的本质区别，但是具体操作上，它有外在的表现。我们是根据外在的表现把它分成不同的类，而这个分类则体现了其内在的本质区别。

内在的本质区别就是它的阶元，就是它是病发于阳，还是病发于阴，这就是其本质区别。然后它是太阳，还是少阳，还是阳明，是太阴、少阴，还是厥阴，这是其本质区别。那如果它是太阳，它是太阳在经在外，还是在里，在外就是太阳在经，在里就是太阳在腑，这是它们的本质区别。而太阳在腑又分为蓄水和蓄血，这是其本质区别。

所以说它的本质区别是它的阶元，它的外在表现就是它的标型，标型就是一个一个的证型，但是，它的本质是阶元。阶元的本质是理、是病，标型的本质是象、是证。如何通过对这些象、这些证的归类，找到它的这些病和它的理、它的病机。我们分的是一个个的证，通过对这个证进行归类，最后识别这个证背后的病机和理，从而搭建这个分类系统，也就是这个六经的发育树，或者说六经辨证的体系，或者说用不同的语言来叙述同一件事情。

当然这些分类系统，它有一个稳定性的问题。因为知识的局限，有时候大家弄不明白这个分类。

第一是同物异名。比如说桂枝汤，它是太阳表虚证。"太阴病篇"还告诉我们要用桂枝汤，所以桂枝汤也是太阴虚寒证。桂枝汤倍芍药加饴糖就是小建中汤，再加黄芪就是黄芪建中汤，这就说明桂枝汤是太阴病的方。桂枝汤既是太阳病的方又是太阴病的方，那么大家说桂枝汤是归在太阳病，还是归在太阴病？所以说，它会出现同物异名。

为什么会出现同物异名？因为桂枝汤就是个健脾的处方，又治气虚外感。为什么健脾的方治气虚外感？因为桂枝、生姜的挥发油，第一，可以治感冒；第二，挥发油可以促进胃肠道的蠕动，所以它健脾。川菜的味道都很大，因为含挥发油，含挥发油的东西可以促进胃肠道的蠕动改善食欲。大家在汤里面放一点生姜，放一点葱，放一点胡椒，放一点花椒，它会促进人体消化腺的分泌，促进胃肠道的蠕动。挥发油可以促进消化腺的分泌、促进胃肠道的蠕动，它可以改善食欲，可以健脾，而挥发油又可以治感冒。所以桂枝汤的挥发油，用于治感冒它就是太阳病，用于促进胃肠道的蠕动它就是太阴病。它治哪种类型的感冒效果最好？就是治胃肠道蠕动功能差的、脾虚的感冒效果最好。所以说桂枝汤治太阳病还是太阴病？它会出现同物异名。这是因为太阳表虚证和太阴脾虚证有共性。我们说太阳、太阴为开，它们是有共性的，才会出现一个方归在两个证里面或者两个病里面，因为病下分证。

第二是异物同名。大家说太少两感证麻黄附子甘草汤、麻黄细辛附子汤，究竟是太阳病还是少阴病？从外感的角度上讲，它就是太阳病，太少两感证它有外邪；从内伤的角度上讲，它就是少阴病，它有阳虚，只是看待问题的角度不一样而已。

如果大家不把这个问题弄明白，这个分类系统是不稳定的，都弄不清楚它究竟该归在哪里。大家要认识到，大部分的证，是归在一条经、一个病下面的，少部分的证不一样。

我再给大家讲一个同物异名的处方。五苓散，治膀胱蓄水，这是太阳腑证。但是大家知不知道五苓散可以治感冒？五苓散治夹饮的感冒。如果这个人表现为感冒桂枝汤证，但是舌淡苔薄白多津液，津液很多，它就不是桂枝汤证，它是五苓散证，它是气虚夹饮的，我们叫作夹饮感冒。夹饮感冒的代表方是五苓散。张景岳用五苓散加羌活来治疗。治疗夹饮感冒，后世用的什么方？用的九味羌活丸。不过九味羌活丸夹湿，五苓散夹饮，两个方要严格区分有点区别，不那么严格区分也行，当然有的时候区分了可能针对性更强，大家更能够明白它们的差异。五苓散是膀胱蓄水证，那么是太阳腑证还是太阳经证？五苓散证是太阳经证，它治夹饮感冒；五苓散证也是太阳腑证，它治太阳蓄水。所以大家要把这个问题想明白了，弄清楚这个分类系统，真正认识到这个分类系统的稳定性，这样就不会矛盾，要不然就会特别的矛盾，因为想不明白。

第二节　聚类方法

一、先别阴阳

六经模型的建立，它是先别阴阳。它的第一个阶元就是阴阳，这是病发于阳还是病发于阴。大家分辨出了阴阳，再说这个阳是哪一阳，阴是哪一阴。

先辨出三阳病、三阴病，这是六经辨证最核心的过程。所以中医说："善诊者，察色按脉，先别阴阳。"又说"治病必求于本""审其阴阳，以别柔刚，阳病治阴，阴病治阳。"如果大家连阴阳是阳病、阴病都辨不了，这就有问题，六经辨证的整个体系就崩塌了。当大家把六经辨证，真正能够上升到病发于阳、病发于阴的时候，是真的明白了天地之道，大家才能够真正地进入道的范畴。所以我们首先讲辨病发于阴、病发于阳。

病发于阴、病发于阳，代表性的就讲了几条。但是这代表性的几条，其中最主要的，第一条是入门的基础，叫作"病有发热恶寒者，发于阳也；无热恶寒者，发于阴也"，也就是寒热和病发于阴、病发于阳的关系。这需要我们比较深刻地去认知。

这一条，我们后面会详细讲。大家认识到这一条之后，基本上就能够把这个病是三阳病还是三阴病给区别开，它不见得是外感发热，也不见得是内伤的畏寒，它背后揭示了很多比较复杂的规律。所以，我们要给大家详细地讲各种热型。每个热型，怎么去判别它，没有发热的又怎么判别它，背后的本质是什么，在各个疾病中，《伤寒论》中是怎么描述它的，然后我们怎么去体会，怎么去治疗它。

我们先讲病发于阴，病发于阳；然后再讲六经为病脉证提纲，去区别每一条经；然后再讲每一条经的代表证是什么，这样就可以把聚类法讲完了。

我们先讲六经系统发育树的第一个阶元，就是辨阴阳。

六经辨证最核心的内容就是"宁失其方，勿失其经"。要想不失经，首先要辨一辨这个病是发于三阴，还是三阳，然后才谈得上是三阳哪一条经，三阴哪一条经。这个代表证的方可能稍微有一点点小错误，问题都还不是特别大。但是如果说大家连哪条经都错了，那肯定这个六经辨证是发生了本质的错误。要想不发生本质的错误，要想知道病在哪一条经，首先知道它是在三阴还是三阳，就是所谓的病发于阴，病发于阳，也就是中医讲的"善诊者，察色按脉，先别阴阳"。

但是阴阳辨证很复杂，这个六经辨证的阴和阳并不等于八纲的阴阳。

张仲景所谓的阴和阳是指三阴和三阳，他的病发于阳是发于三阳，病发于阴是发于三阴，所以阴阳不等于寒热，这是两个概念。比如阳明经证，它是个热证，太阳伤寒是个寒证，但它们都是病发于阳。所以第一条，张仲景讲的病发于阴、病发于阳不等于寒证热证。

那什么是阳，什么是阴？阳指三阳，阴指三阴。三阳指腑以及腑证、经证。每一条经都有经证，它的外证就叫它的经证，它的里证在三阳就是它的腑证。而三阴是病发于脏，它的里证是脏证，也有它的外证。腑证多实证，脏证多虚证。

三阳也可见得到虚证，三阳的虚证是因为它本身有脏证的原因。比如脾虚的人得了太阳病表现为桂枝汤证，它就是太阳病的虚证。但是，这个虚证是由于三阴的脾虚所造成的，在没感冒之前他就是脾虚。又比如肾阳虚的人，感冒以后表现为太少两感麻黄附子甘草汤证，这个也是虚证，但是这个虚是因为他平时本身就有阳虚，或者说他有痼疾。而三阳本身是个实证，三阴本身是个虚证。

所以首先要辨出是病发于阳，还是病发于阴。《伤寒论》有一条总纲："病有发热恶寒者，发于阳也；无热恶寒者，发于阴也。"要详细地去分别它，才能够把张仲景的三阴、三阳给弄清楚。我们先来看一个总的图（参见彩图7），大体上去理解这句话，然后我们再详细地拆开，去看这句话在说什么。

二、辨病发何经

辨病发何经：

（1）纳入法。

（2）排除法。

（3）取独法。

　　少阳：咽喉。

　　少阴：四逆。

辨病发何经，就简单了，因为它只有3个选择。如果辨出来是阳经病，不是太阳就是少阳，或者是阳明。辨出来是阴经病，不是太阴就是少阴，或者是厥阴，只有3个选择，三选一。我们一般的选择题是ABCD选一个，它只有ABC，我们有3个办法来区别它。

第一是纳入法。比如三阳病，看它是符合太阳病的标准，还是符合少阳病的标准，或者符合阳明病的标准。先确定了三阳，再根据三阳病的标准，用纳入法在其中选一条经。

第二是排除法。对于三阳病，如果既不是少阳病又不是阳明病，那就是太阳病。如果既不是太阳病又不是少阳病，那就是阳明病。如果既不是太阳病，又不是阳明病，那就是少阳病，这就是排除法。

第三是取独法。如果它有独证，独特的表现，"但见一证便是，不必悉具"，那就可以直接去取独。比如口苦就可作为少阳病的独证，只要见到口苦，就可定为少阳病。

重订261. 伤寒三日，三阳为尽，三阴当受邪。其人反能食而不呕，此为三阴不受邪也。（少阳病·270）

【能食而不呕，不传三阴】

问诊：感冒几天了？吃东西好不好？加人参，排除夹湿。

给大家举个排除法的例子。"伤寒三日，三阳为尽，三阴当受邪。其人反能食而不呕，此为三阴不受邪也。"什么意思？张仲景在说，伤寒3日，一日太阳，二日少阳，三日阳明，伤寒已经3天了，三阳为尽，这个时候三阴当受邪。为什么感冒3天症状都不见好，你要问一下，"其人反能食而不呕"，哦，这还在三阳。就是来一个人找你看感冒，你问的第一句话是什么？感冒几天了？他说感冒已经5天了。5天还没好，还有鼻塞这些症状。那你问他吃东西好不好，他说吃东西不好，或者说吃东西好。如果吃东西不好，你一看舌苔，不是一个厚腻苔，那这个感冒就是气虚，应该加人参。加人参治吃东西不好的人，因为气虚的人，他才吃东西不好。气虚的人胃肠蠕动功能弱，感冒以后交感神经兴奋，进一步抑制到他的胃肠道的蠕动，他就不想吃，或者恶心，那就可以用荆防败毒散。这个人气虚，舌淡，加人参。

那有没有可能是阳虚，也有可能太少两感证，但三阴是个递进关系，他阳虚有气虚的表现。大家看，这一条，它就是一种排除法。三阴不受邪，那就还在三阳，这就是一个排除法。

三、辨证用方

辨证用方：

（1）辨主证主方：三阳在经在腑，三阴寒化热化。

（2）辨兼证用药：兼证，是在主证的前提下附于主证存在的证候。兼证与经络的腑腑配属、经络的循行和经络的标本中气密切相关。桂枝汤加葛根汤，项背强几几。

（3）辨杂证用药：杂症是因为人的体质不同，使疾病出现虚实夹杂，新老交替的复杂变化，用柴胡桂枝汤。

当大家确定了疾病在哪一条经的时候，就是辨证用方。

第一要辨主证主方，就是说它的主证是什么，我们说"三阳在经在腑，三阴寒化热化"。更准确地说，每一条经都有外证、有里证。外证就是所谓的在经，里证就是所谓的在脏或者在腑。三阳是在腑，三阴是在脏，而且三阴在脏就有寒化和热化的区别，所以说"三阴寒化热化"，这是把复杂的内容总结得更简单。三阴在脏往往表现出寒化和热化的区别，这个人体质偏寒还是偏热，这就是主证。

第二要辨兼证，兼证是在主证的前提下附属于主证而存在的证候。兼证与经络的脏腑配属，与经络的循行和经络的标本中气密切相关。比如桂枝汤证兼有哮喘，或者兼有气紧、气喘，加厚朴、杏仁，就叫桂枝加厚朴杏子汤，这个气喘就是桂枝汤证的兼证。如果是桂枝汤证兼有"项背强几几"，加葛根、麻黄变成葛根汤等，这些都是临床上根据患者表现进行加减。

第三要辨杂证，杂证是因为人的体质不同，使疾病出现虚实夹杂、新老交替的复杂变化。如果说杂证两个证都合并了，那可能处方要合起来，就是《伤寒论》里面讲的合方。比如柴胡桂枝汤证，既有柴胡证又有桂枝证。抓住了柴胡证效果不好，抓住了桂枝证效果也不好。它必须是小柴胡汤和桂枝汤合用，效果才好。柴胡桂枝汤是小柴胡汤合桂枝汤合方，用半量而已。这种情况，也是临床上常见的。

但最关键的是：第一，要辨出主证、主方，也就是说辨证的核心，辨病发于阳，病发于阴，辨三阴病，三阳病。第二，三阴三阳哪一条经。第三，是这条经的哪个代表证？这就把六经辨证的核心给抓住了。

因为这个系统发育树（参见彩图4）最初就分了两支，病发于阴，病发于阳。然后这每一支又分出了三支，就是每一条经。但这每一条经其实又分出了两支，就是外证和里证。然后，每一步的外证、里证又分出了不同的代表证。每一个代表证可能又有形质病、气化病和神志病的区别，这就是整个的六经分类系统，这个系统就是六经辨证的辨证系统。这个模型首先要辨病发于阳，病发于阴，然后再辨病发何经，最后是辨证用方，代表证代表方。

辨证用方、代表证、代表方出来了，可能又有兼证、杂证，兼杂证处理一下即可。

第三节　病发于阳，病发于阴

一、辨发热恶寒

先别阴阳，一共是3条。第一条是："病有发热恶寒者，发于阳也；无热恶寒者，发于阴也。"很简单。其实发热恶寒发于阳，不发热恶寒发于阴，也不简单。只有深刻理解这一条，才能够真正辨别出来，到底是三阳病，还是三阴病。

"病有发热恶寒者，发于阳也；无热恶寒者，发于阴也。"这句话指一边发热，一边恶寒，这个是三阳的病，如果他只是怕冷不发热，这个是三阴的病。恶寒和畏寒有没有区别？有。恶是厌恶，不喜欢寒。畏寒是害怕，害怕寒，这个厌恶和害怕我们在患者身上其实无法去区分。所以我一般不去区别畏寒和恶寒。反正发热，又发热又怕冷的，这个是病发于阳；不发热而怕冷的，这个是病发于阴。

那么病发于阴是不是就不发热了？发热。发于阴的一部分患者是有发热的，我们叫作内伤发热。而正常情况下的这个发热伴恶寒是发于阳，正常情况下的三阴病，在没有内伤发热时，它是恶寒但是不发热，它就怕冷但是它不发热。

那么它们之间的区别在哪里？我们先说，有发热的人什么时候发于阳，什么时候发于阴？发于阳就分太阳、少阳、阳明，发于阴分太阴、少阴、厥阴。

总的来说，太阳、少阳、阳明，有不同的热型，还有代表热型，后面我们再讲不典型的热型。代表性的热型，太阳病恶寒发热，这是太阳病的最具代表性的热型。什么叫恶寒发热？就是他发着烧的时候他还盖被子，他一边发热一边加衣服，这是太阳病的代表热型。阳明病的代表热型是但热不寒，阳明病是一发热就要解衣服，就要掀被子。阳明病的发热是不喜欢盖被子的。而太阳病的发热，他发着烧还在那里哆嗦，你还得给他加床被子。少阳病的代表热型寒热往来，就是一会儿在那里哆嗦要盖被子，一会儿又发热了不能盖被子，过几小时又哆嗦了又要盖被子，一会儿发热了又把被子掀了。

所谓寒热往来就是恶寒和发热，一会儿恶寒，一会儿发热，这叫寒热往来。所谓恶寒发热，在发热同时也恶寒，想盖被子。所谓但热不寒，就是他发热的时候，他穿着衣服他都觉得嫌热，不喜欢盖被子。这是最基本的3种热型，当然我们后面要详细地讲，在这3种热型之外，还有一些不典型的热型如何去区别。

重订378. 发汗后，恶寒者，虚故也；不恶寒，但热者，实也，当和胃气，与调胃承气汤。（《玉函》云：与小承气汤。）（太阳病篇70）

这一条也是讲三阴和三阳。讲病发于阴，病发于阳。三阴多虚证，三阳多实证。

"发汗后，恶寒者，虚故也；不恶寒，但热者，实也，当和胃气，与调胃承气汤。""发汗后，恶寒者，虚故也"，这一条在说芍药甘草附子汤。阳虚的人发完汗以后，会出现怕冷，这是芍药甘草附子汤证。本身是一个阳虚的人，该用麻黄附子甘草汤。结果用麻黄汤发完汗以后，他恶寒，但是脉也不浮了，为什么还恶寒？阳虚。表证解了，但是他阳虚，这个时候该用芍药甘草附子汤，这是虚故也。如果发完汗，不恶寒但恶热的，"实也"，转阳明了，"当和胃气，与调胃承气汤"，因为"阳明之为病，胃家实是也"。

大承气汤、小承气汤、调胃承气汤，要详细地讲，还是有区别的。调胃承气汤，就是多了一个甘草，因为大黄吃了，容易腹泻。如果吃完承气汤，腹痛的，用调胃承气汤，用甘草。用甘草之后，吃了就不容易腹痛，但是不能用芒硝。细节不给大家讲了，大原则知道用承气汤，就错不了，大方向就对了。大承气汤就是大便已经干结，像羊屎一样的大便，那是大承气汤证。如果大便干，没有像羊屎，就是小承气汤证。如果吃了大黄腹痛的，那就用调胃承气汤。就这么一点区别。

"发汗后，恶寒者，虚故也"，这是病发于阴，少阴经。"不恶寒，但热者，实也"，那是病发于阳，阳明经。张仲景始终在讲病发于阴，病发于阳。

当然，有时候也不好区别，为什么？大家说这个桂枝汤证是三阳病还是三阴病？从感冒角度上讲，它是三阳病；从脾虚角度上讲，它是三阴病。麻黄附子甘草汤证是三阳病还是三阴病？从外感上讲，它是三阳病；从内伤上讲，它是三阴病。所以这个划分不是那么死板的，但是一定要区分三阴三阳，因为它是太阳和少阴同病。但是三阳和三阴有绝对本质的区别，如果大家连三阳和三阴都区别不了，后面所有的东西都免谈。所以我们非常详细地给大家讲这一条，即病发于阴、病发于阳这一条，我们会在很多地方给大家讲，反反复复地讲，让大家逐步地深入认识这一条。三阳为腑，腑多实证；三阴为脏，脏多虚证，这个肯定要区别开来。先辨阴阳，再辨病发何经。

第一步就是辨病发于阳、发于阴，因为《黄帝内经》说："阴阳者，天地之道也，万物之纲纪，变化之父母，生杀之本始，神明之府也。"就是说阴阳是天地之道。我们讲理、气、象、数，道比理高一层。我们六经的模型是去阐释疾病的病理的，病的理叫作病理，那阴阳是上升到了道的层面，所以它是万物之纲纪，它是六经辨证的总纲，总纲就是辨病发于阳，病发于阴，所以六经辨证后面的各种变化，"变化之父母，生杀之本始，神明之府也"都逃不脱辨阴阳。

二、辨太阴、阳明

重订154. 病发于阳，而反下之，热入因作结胸；病发于阴，而反下之，因作痞也。所以成结胸者，以下之太早故也。（131）

太阴病，由于外感，胃肠蠕动减退而不大便。下之里虚，邪气内陷，验之临床，太阴脾胃不足之人，外感之后，易转痞。阳指阳明，结胸用小陷胸汤；阴指太阴，痞成用半夏泻心汤。

辨阴阳，给大家讲了很多，我觉得是讲清楚了，但是也有可能还没有讲清楚。因为我没有讲到的地方，故意给大家留了一些引子。比如有一条就没给大家讲："病发于阳，而反下之，热入因作结胸；病发于阴，而反下之，因作痞也。所以成结胸者，以下之太早故也。"就是说用大黄、用承气汤去下，大黄可以抑制胃肠道的蠕动。我们知道大黄的特点是促进胃肠道的蠕动，先腹泻，然后又抑制胃肠道的蠕动。所以吃了大黄，先通便后便秘，反复吃大黄就会形成习惯性便秘。那么，如果说是"病发于阳"，在没有到阳明该下的时候给他下了，就会"热入因作结胸"。

"病发于阳"，就是说这是发于三阳的人，他是一个体质壮实的人，这里"病发于阳"，指的是阳明。"病发于阴，而反下之，因作痞也"，这里"病发于阴"指的是太阴。就是说一个体质壮实的人，如果他还没有形成阳明腑实，你给他下了，他容易形成结胸——小陷胸汤证，小结胸。因为用大黄下以后会抑制胃肠道的蠕动，形成胃食管反流，食物反流刺激贲门发生贲门炎。贲门在哪里？"正心下，按之痛"，就在剑突下。剑突下按之疼痛，那是我们讲的小陷胸汤证。如果这个人体质虚，用完大黄以后，胃肠道蠕动抑制，他会形成"痞，呕，利"。利，就是这个人腹泻，出现下利的原因是"以其人胃气弱，易动故也"。太阴病有一篇讲这个人脾虚，脾虚就容易腹泻，你稍微给他吃了一点动肠胃的药，他大便就稀溏，易形成"痞，呕，利"。呕，就是上消化道的动力减退。痞，就是胃脘胀，胃的动力减退。所以，"痞，呕，利"就是我们的半夏泻心汤证。半夏泻心汤证的本质是脾虚；而结胸汤证，小陷胸汤证的本质是胃实。所以一个"病发于阳"，是针对阳明体质壮实的人；一个"病发于阴"，是针对太阴脾虚的人。当然这两个要区别开，也不是绝对要区别开，因为有的人既有胃实，又有脾虚，是同时都有的人。把这一条弄懂了，那么我给大家讲下面一条，大家就会明白了。

臣亿等谨按上生姜泻心法，本云理中人参黄芩汤，今详泻心以疗痞。痞气因发阴而生【太阴】，是半夏、生姜、甘草泻心三方，皆本于理中也，其方必各有人参。

生姜泻心汤后面有一条上边的注，这一条我考证过，指的是理中人参黄芩汤。这里就专门讲了生姜泻心汤，张仲景说："痞气因发阴而生，是半夏、生姜、甘草泻心三方，皆本于理中也，其方必各有人参。"是说痞气是发自阴，就是"病发于阴"。病发于阴的哪一条经？病发于太阴。所以说治疗痞证的"半夏、生姜、甘草泻心汤三方，皆本于理中也"，皆本于理中汤，其方必"各有人参"。因为理中汤是人参、干姜、甘草，只是没有用人参、干姜、甘草之外的白术，把白术换成了半夏，加上黄芩、黄连因为"热入因作痞也"，加上黄芩、黄连，它就是泻心汤。所以，痞发于阴，"病发于阴"的太阴经。结胸，"病发于阳"的阳明经。那么，再来理解这一条，大家就知道，"若心中烦而不呕者，去半夏、人参加瓜蒌实一枚"，如果"胸中烦而不呕"，因为不呕去半夏；因为他是阳明胃家实，所以不用人参，如果呕，还可以把半夏加上。大家看张仲景的加减法，知道他为什么"胸中烦而不呕"，要去人参，不呕去半夏了吗？呕者，那把半夏留下来。烦而不呕，为什么要去人参？他这个"烦"是指什么？他在阳明病篇里，反复讲了胃食管反流病，有烦躁，因为食管下段的贲门括约肌受交感神经、副交感神经支配，情绪会影响它的功能，发生胃食管反流病的一个根本的原因就是贲门括约肌松弛了，食物由胃反流到食管，刺激食管，所以胃食管反流病是个心身疾病。这个病都有烦躁，都有情绪的因素，影响贲门括约肌的功能，所以说是"胸中烦而不呕"。不呕去半夏，呕者把半夏留下来。我们后面讲阳明病要讲到，阳明病胃家实导致的烦，就是阳明病交感神经活动性高了，会出现烦躁，这是"病发于阳"。也正因为"病发于阳"，就不用人参。人参是针对"病发于阴"的，那是走太阴经。半夏泻心汤才用人参。大家看，"痞气因发阴而生，是半夏、生姜、甘草泻心三方，皆本于理中也，其方必各有人参。"这里大家就知道张仲景在说什么了。所以大家一定要把他的"病发于阴""病发于阳"弄明白。如果这里弄不清楚，就无法辨别病发于阳比如太阳，病发于阴比如少阴；病发于阳比如阳明，病发于阴比如太阴；病发于阳比如少阳，病发于阴比如厥阴，这是表里两条经。他也可以是病发于太阳、病发于太阴，比如感冒，一般是发于太阳，还有寒邪直中三阴，那病发于太阴，这个脾虚的人，胃肠型感冒，这就叫病发于阴。一定要把这个病发于阴、病发于阳弄清楚了，是阳经的病还是阴经的病。所以，我在讲"病发于阴、病发于阳"时，故意给大家留了这么一条，就是希望大家思考。因为世界是千变万化的，很多种变化在人的预知之外，关键是我们自己要对这个世界有一个预判。

"时发热，自汗出"，摸着手心都有汗，那是太阳经，桂枝证。手足濈濈然汗出，也是汗，那还是病发于阳，但那是阳明经。没有感冒的，自汗出，脾虚的人，就容易自汗出，他的自汗出，表现为"春夏剧，秋冬瘥"。后面我们讲太阴病要讲到，它的特点就是春天、夏天，手心冒汗，冒得严重。这是脾虚的人，他是病发于阴。大便是排不出来的，手足濈濈然汗出，那是阳明经，病发于阳。脾虚的人，手足濈濈然汗出，他是个浮脉，是潮热。太阴经的脉，是个浮脉，浮而无力的脉。潮热，所以手心冒汗。如果是排不出大便的，阳明经的脉，是一个沉脉，沉而有力的脉，大便秘结。一个是实证，一个是虚证，一个病发于阳，一个病发于阴。

大家要把这个病发于阳、病发于阴的思想，真正地用在临床上，真正去鉴别。

《伤寒论》的症状，鉴别得很细，其实临床上也没有这么细。来一个患者手心冒汗，要么是个桂枝证，气虚的人；要么这个人很紧张，是个抑郁症、焦虑症；要么这个人排不出大便。

重订301. 阳明之为病，胃家实（一作寒）是也。（180）

重订485. 太阴为病，脉弱。其人续自便利，设当行大黄、芍药者，宜减之，以其人胃气弱，易动故也。（280）

这个胃家实和太阴病的基本病机就不一样。"太阴为病，脉弱""伤寒三日，阳明脉大"。

这两个显然不一样。前面讲"伤寒三日，阳明脉大"，后面讲"太阴为病，脉弱"，这两个脉完全不同。一个是有力的脉，一个是没有力的脉。

如果太阴病见到脉大，就是大而无力的脉。小建中汤证脉就大，桂枝汤证也可以见到脉大。太阴病叫作"浮、大、缓、弱"，脉可以浮，可以大，但是跳得慢，就一个缓脉，没有力气。不是我们讲阳明病的沉实有力的脉，或者说是洪大有力的脉。所以"太阴为病，脉弱"，这里的脉弱是："其人续自便利，设当行大黄、芍药者，宜减之，以其人胃气弱，易动故也。"意思就是："阳明之为病，胃家实是也""太阴为病，胃气弱"，一个是虚证，一个是实证。

我们说辨病发于阳、病发于阴，大家就说"发热恶寒，病发于阳；无热恶寒，病发于阴"。那临床上常常不怕冷，不发热，又怎么解释？那个是对外感病的一个总纲，外感病的时候，常常表现发热恶寒，内伤病无热无寒。那是一个总纲。

实际上这个六经辨证也治内科杂病。不见得它要发热，没有说阳明病一定是要发热的。便秘有实证，胃家实是也，那是承气汤证。便秘还有虚证，太阴、少阴、厥阴都可以便秘。太阴的便秘，比如桂枝汤证，或者桂枝加芍药汤证，或者桂枝加芍药大黄汤证。如果大便已经硬了，几天不大便。太阴病的便秘有个特点是什么？便意减退。有时遇到紧急情况，大便被憋回去了。一憋回去3天不解大便，前头大便就硬了。所以这个时候腹痛，是指大实痛者加大黄，就是前头大便已经干结，前头的那一点大便已经是阳明病了，但是整个的还是一个太阴病，脾虚。所以"设当行大黄、芍药者，宜减之，以其人胃气弱，易动故也"，要不然大黄一吃多了，患者马上腹泻，因为脾虚。所以太阴病和阳明病的特点，一个是胃气实、胃家实，一个是胃气弱。

三阴三阳，辨病发于阳，病发于阴，不是像我们想象的发热恶寒、无热恶寒。临床上很多患者不发热，又怎么辨？外感病的总纲，阳明病的基本病机为"胃家实"，那么沿着胃家实，又向下延展下来，我们可以更好地去理解胃家实。

比如阳明经证：大热、大渴、大汗、脉洪大，白虎汤证，是一个实证。那么白虎汤证可不可以兼虚证？可以兼气虚，白虎加人参汤证。痞、满、燥、实、坚，那是承气汤证。承气汤证可不可以兼虚证？那太阴病憋几天大便憋回去了，大便也干结了，那是桂枝加芍药大黄汤证。所以说："阳明之为病，胃家实是也。"有经证、腑证，都是个实证，但是，不是不兼虚证。如果兼着虚证，它一定是合并了其他的问题。比如，合并太阴经的问题。

如果知道白虎汤治大热、大渴、大汗、脉洪大，《伤寒论》就算学通了。知道白虎加人参汤治气虚的人感染了，基本上就是优秀了，如果能够知道阳明和太阴之间相互的关系，如何会发生白虎加人参汤，什么时间石膏知母重用，什么时间人参重用，那就说明应用《伤寒论》水平很高了。

第四节　解热法

每条经都有一个代表性的解热镇痛药。

太阳病的解热镇痛药是桂枝，还有一个能够增强解热镇痛作用的药是麻黄，再加一个有激素作用的甘草，退烧的激素。麻黄、桂枝加激素（甘草）就是麻黄汤，因为有咳嗽来点杏仁。

少阳病的解热镇痛药是柴胡，柴胡里面的柴胡皂苷能够退烧，增强柴胡疗效的是黄芩，柴胡、黄芩用量是8/3，加上甘草就是小柴胡汤。因为有恶心，所以加半夏、生姜，因为正邪相争，血弱气尽，所以加人参、大枣，这就是小柴胡汤。

阳明病发热，它的退热药是石膏，协同增效的药是知母，加上一个甘草，这就是白虎汤。所以，麻杏石甘汤证说无大热，因为它没有知母；越婢汤证无大热，它也没有知母。三拗汤中麻黄、杏仁、甘草不退烧，它没有桂枝。小柴胡汤可以没有黄芩，腹痛的去黄芩加芍药，但不能没有柴胡，因为腹痛的那种人他没有发热，所以就不需要用黄芩去增强柴胡的解热镇痛作用，它主要是疏肝克土。

最具代表性的区别是病因。太阳病的发热代表性的病因是黏膜病毒感染，黏膜病毒感染以后导致白细胞介素-1、白细胞介素-2和干扰素的释放，干扰素导致恶寒发热。

大家如果从事过肝病科的工作，如果治过肝炎，给患者打过干扰素，就知道打完干扰素的症状那就是太阳病的症状，西医叫流感样候群，就是像发生流感一样的症状，包括恶寒、发热、哆嗦，那就是干扰素导致的，像太阳病一样。就是呼吸道病毒感染之后，它导致干扰素的分泌，因为干扰素抗病毒，然后患者就开始恶寒发热，这是它基本的、最典型的病因。

我们说六经辨证要抓典型，大家要抓住它最本质、最有代表性的证，最特征的病机，然后再去延展，沿这个病机去拓展开来。

大家去思考为什么麻黄汤能够治感冒，而三拗汤不能治感冒，只能治咳嗽，因为它没有解热镇痛的桂枝。那它为什么能够治咳嗽？因为麻黄是一个舒张支气管的药，加一个止咳的杏仁，加一个有激素作用的甘草。

而少阳病的特点是寒热往来。寒热往来最常见于细菌的毒血症。植物细胞是有细胞壁的，动物才没有细胞壁。细菌也有细胞壁，细菌的细胞壁里含有一种多糖叫脂多糖（LPS），又叫内毒素，细菌感染以后，LPS释放入血以后，就表现为寒热往来，一会儿发热，一会儿恶寒。这就是内毒素血症，西医就要赶快抽血，作培养。这是个最典型的热型，见于细菌的毒血症，当然这个内毒素血症不等于细菌的菌血症，它有可能仅仅是内毒素释放入血了，一次血培养查不到，血里面没有细菌，只是内毒素入血，也有可能细菌入血了。细菌入血了，是要及时处理的，而内毒素入血，就是细菌细胞壁的内毒素释放了，但是细菌还没到血里面，相对来说这个感染不严重。但是不管是细菌跑到血里面去了，还是细菌的内毒素跑到血里面去了，常见的症状是寒热往来，这叫细菌的毒血症。

中医除了抗感染，还擅长于解毒。这是中医和西医抗生素治疗不一样的，因为细菌的内毒素入了血以后，会引起机体生理功能的严重紊乱，甚至导致休克，导致死亡。但是西医抗生素杀菌能力强，但没有解毒的药，唯一解毒的药就是激素，但是激素有减毒作用，激素一上去以后感染被抑制了，地塞米松、泼尼松本身就是抑制机体免疫力的，对感染不利，所以西医不到很严重的情况下是不上激素的。但是这个小柴胡汤对内毒素血症就有解毒作用，这是中医最擅长的地方。大家别看小柴胡汤的抗菌作用不强，患者一吃很舒服，能快速缓解毒血症的症状，这就是中医的长处。

以白虎汤举例，白虎汤治疗但热不寒，就是持续的炎症反应。以白细胞介素–2为代表的炎症反应，导致患者持续地发热。

　　白虎汤证是大热、大渴、大汗、脉洪大。什么叫大热、大渴、大汗、脉洪大？西医叫作发热，白细胞数量增加。因为白细胞数量增加出现黄苔，中医讲的出现黄苔阳明气分热证，心率增快，就是这个脉搏次数变快，这个西医叫作全身炎症反应综合征。白虎汤没有抗感染的作用，石膏、知母对细菌病毒感染，尤其细菌感染基本上没什么效果。但是白虎汤厉害在它对全身炎症反应综合征，有一个强烈的抑制全身炎症反应综合征的作用。这个全身炎症反应综合征起什么样的作用？就是感染以后心输出量增加，心输出量增加导致脉搏变得更洪大。大量的血液在体内进行快速地循环，西医叫高动力循环。然后发热，体温增加，机体的代谢增快，为了调动机体去对抗病原微生物的入侵。这个时候人体处于高动力循环和高代谢状态，也是大量的免疫球蛋白生成，机体大量的非特异性免疫的细胞涌向感染灶，这就是在打仗，就是一个战争总动员。

　　但是全身炎症反应综合征动员机体的总体各方面功能的时候，也存在一些问题。第一是消耗，这个高代谢它本身就是对人的一种消耗。第二，当体温超过39℃，人体的物质代谢水平就会被抑制掉，因为有很多蛋白质的活性就降低了。体温超过42℃有很多蛋白质就失去活性了，这个时候反而对我们的机体是不利的。持续地打仗，这个东西它就是不利。而这个全身炎症反应综合征不能没有，如果没有这病好不了。如果这个全身炎症反应综合征很弱，这叫白虎加人参汤证，上人参，"气有余就是火"，给它添一把火，那就要用白虎加人参汤。如果这个全身的反应综合征很强，导致患者大量地消耗体力和蛋白质活性的丢失，使人体生理功能发生了严重的障碍，那就是白虎汤证。所以大家看中医的白虎汤并没有一个很强的抗感染作用，它是依赖于通过处方对人体的调节，让机体的免疫系统去清除病原，如果这个病原使机体免疫系统不可清除，那就要上我们中医抗菌的药。

　　比如，抗链球菌最特异性的中药是金银花，直接60克金银花用上去。每一种微生物几乎都有我们中医特异性的药，只是大家知不知道而已。或者用西医的抗生素，与中医的白虎汤一起用，或者用我们中医特殊的药物。白虎汤本身并没有一个强力杀菌作用，用完白虎汤好了，是因为机体的免疫系统清除了病原微生物，还可能用了白虎汤不好。我给大家举个例子，曾有一个老中医治疗一个患者发热，大热、大渴、大汗、脉洪大的白虎汤证。用了白虎汤以后患者死了，当时很轰动，因为这个患者患有粟粒性肺结核，就是结核播散。白虎汤能够调节机体免疫功能，但是机体对这种快速播散的结核解决不了，因为结核是胞内菌感染。这个时候应该给予强烈的抗结核的药加上白虎汤，或者说用我们的一个验方，痨咳汤，就是专门去杀结核杆菌的。也可以在白虎汤里面加蜈蚣，加泽漆，这是专门杀结核杆菌的药。否则这个患者吃完白虎汤他一定会死，虽然机体的免疫系统全身炎症反应综合征得到了调节，但是免疫系统清除不了大量播散的结核杆菌，他就算烧退下来了还是得死，他没有活下来的希望。

所以我们要知道六经病每一型都表明什么。为什么白虎汤放之四海而皆准，因为全身炎症反应综合征是整个炎症的共性，所以只要表现为全身炎症反应综合征，就可以上白虎汤治疗大热、大渴、大汗、脉洪大。但是，不是说用完白虎汤，全身炎症反应综合征得到控制，这个病就好了。如果机体免疫系统能够清除病原微生物，它就好了，如果机体免疫系统清除不了的病原微生物，因为有些病原微生物很特殊，这个人可能还是死。这个时候你就需要对白虎汤进行化裁，也有可能白虎汤的炎症反应不足，还要加人参，实在不行还要加附子。就要把这个热给它整上，调动机体的功能去清除它。如果这个人阳虚，用白虎汤原方就不行，《伤寒论》的原方后面说了到冬天不能用，就是说到阳气虚的时候或者阳气虚的人，如果用大剂量的石膏、知母要小心，没有炎症反应他的病反而好不了。

不管是太阳病的恶寒发热，是少阳病的寒热往来，还是阳明病的但热不寒，总之，病有发热恶寒者发于阳，这个恶寒一定伴有发热。

而无热恶寒者发于阴，原则上这个恶寒不伴发热。因为这句话后面还有很多内容，我先给大家一个大的概念，就是这人有没有外感首先把它弄清楚。那么三阴也可以发热，不是说三阴只有恶寒，但是三阴的发热比较特殊，不是三阳病所表现的恶寒发热、寒热往来、但热不寒。

三阴的发热，第一，太阴病的发热。太阴病的发热李东垣叫气虚生大热，它的退热剂是甘草，脾虚的人要退烧就用甘草，就相当于用了皮质激素，代表方是甘草干姜汤。甘草干姜汤为什么用干姜去配甘草，中医的解释是土能盖火。其实代表方也不是甘草干姜汤，临床上我们最常用的是什么？用甘草去配一个协同增效药黄芪，黄芪能够增强甘草对气虚的人退烧。黄芪配甘草，一个方叫黄芪建中汤，一个方叫补中益气汤。如果这个人比较消瘦，这个人手足心多汗等就用黄芪建中汤。如果这个人腹胀吃东西不好消化，就用补中益气汤。不管黄芪建中汤、补中益气汤，这种甘温除大热就是黄芪配甘草，两个药就够了。30克炙黄芪，10克炙甘草，熬一碗水马上喝了他烧就退。这种人多表现为午后、下午发热，尤其是中午没睡觉。中午不睡觉下午就容易发热，就觉得有一点不舒服，晕晕沉沉的，一看体温37℃，他往往是低烧。气虚生大热，那个大热我们很少见39℃以上，一般都是37℃、38℃。

大家知道上边用方的核心配伍就知道黄芪建中汤，也就知道补中益气汤怎么来的。太阴脾虚生大热，可以用黄芪建中汤，就可以用补中益气汤，只是前者偏于消瘦，因为代谢消耗比较多一点，后者偏于消化吸收功能不好，抽出来就是黄芪配甘草，最简单的就是这个。

这是太阴病所谓的气虚生大热，谁把这个治疗发挥了很多？李东垣。李东垣发挥的很多治疗这种疾病方法，叫补土派。对白虎汤证发挥很多的，比如叶天士的《温热论》，那叫温病学说，都没有逃脱张仲景定下的这个模型。模型相当于我们的数学模型、物理模型，它是通用的。只要这个模型是正确的，解决哪个问题都可以用这个模型，不过是不同的模型有不同模型的特点而已。

第二，少阴病的发热。少阴病发热的退烧药，解热镇痛药是细辛。内有沉寒所导致的发热用细辛，内有沉寒一个导致疼痛，一个导致发热。**少阴病，始得之，反发热，脉沉者，麻黄细辛附子汤主之。**太少两感证用麻黄附子甘草汤，反发热用麻黄细辛附子汤主之。麻黄附子甘草汤和麻黄细辛附子汤区别是什么？一个用甘草，一个用细辛，细辛是少阴病的退热剂，解热镇痛药，能够增强细辛退烧作用的是附子。如果烧一退，合并表证的发热那是麻黄细辛附子汤证；如果合并里证，胁下偏痛发热那是大黄附子汤证。不管是麻黄细辛附子汤还是大黄附子汤，都是附子配细辛，有表证的加麻黄，大便排不出来的加大黄。大家看，它的配伍很规律，《伤寒论》的特点就是它的配伍很规律，根本不需要怎么去学，因为它是一个非常规律、非常规范的系统。假如大家连《伤寒论》都学不好，那学啥都不行，因为《伤寒论》是最基础的。

第三，厥阴病的发热。厥阴病的发热就有寒化和热化的区别，有的厥阴病偏阳虚，有的厥阴病偏热。因为阳虚的人最后休克，那个高烧严重的感染也休克，所以人死，要么就热死，要么就冷死，最后都表现为休克。厥阴病的退烧药是乌梅，发热的，黄连配乌梅，寒的是川椒配乌梅，也就是那个吴鞠通的连梅汤、椒梅汤，合起来就是《伤寒论》的乌梅丸。所以如果遇到厥阴病的内伤发热，30克乌梅，熬一碗水给他喝，他烧就退了。如果偏寒的在30克乌梅里面放几克花椒，熬一碗水给他喝，就是椒梅汤。偏热的，就在乌梅丸里面放3片黄连素，一喝他热就退了。寒和热弄不清楚的，一碗乌梅汤放几颗花椒同时放3片黄连素，那就是乌梅丸的配方。

三阴内伤要么恶寒不发热，要么出现内伤发热。但是内伤发热不伴三阳的恶寒，这是第一个特征。比如太阴病的发热，指患者中午没睡觉，下午困想睡觉，然后觉得头晕沉沉的，一摸额头有点烫，体温37℃，他没有哆嗦。这和太阳病的发热是不一样的，要区别开。

第五节　六经热型

一、太阳发热

（一）桂枝汤

太阳病的发热，"太阳之为病，脉浮、头项强痛而恶寒"，这是太阳病的脉证提纲，这个脉证提纲里面没有发热。为什么没有发热？

我们先说太阳中风，桂枝汤证。桂枝汤证叫"太阳病，发热、恶风、汗出、脉缓者，名为中风""太阳中风，阳浮而阴弱。阳浮者，热自发；阴弱者，汗自出。啬啬恶寒，淅淅恶风，翕翕发热，鼻鸣干呕者，桂枝汤主之"。啬啬恶寒：就是桂枝汤证，它不仅是恶风，还可以是恶寒。又怕冷，又怕风吹。那恶寒、恶风需要区别吗？比如，有的人空调一吹就感冒了，这是恶风，这个人气虚，桂枝汤证；如果空调开得很冷，感冒了，那个可能是恶寒；有的空调开得不冷，他就吹一下风就感冒了，那是中风。有的空调开个18℃，一吹到感冒了，那谁都感冒，不见得是桂枝汤证，一吹风就感冒的才是桂枝汤证。太阳伤寒有受寒，"太阳病，或已发热，或未发热，必恶寒，体痛，呕逆，脉阴阳俱紧者，名为伤寒"。所以它必然是恶寒，为什么没有提出发热的问题？因为太阳病的发热是或已发热，或未发热。就是说，从感冒到发热有一个过程。我们学西医就知道，它有一个体温上升期、体温持续期、体温下降期，这是一个发热的过程。可是在体温上升期，它是不烧的，它发热之前先是哆嗦，骨骼肌收缩，产生热感。他的烧从哪儿来，体温为什么增加？就是骨骼肌收缩产生热量，当然，这个骨骼肌收缩产生热量的过程，我们叫作恶寒。但它随后就热，此时此刻可能已经发热了，可能没有发热，但它随后就会发热。哪怕他已经发热了，他还是恶寒，一边烧着，一边需要盖被子，这是太阳病的症状，而阳明病发热起来不盖被子，所以这是太阳病发热的一个特点。

（二）桂枝麻黄各半汤

太阳病的发热，我们排除温病，单说伤寒和中风。伤寒，它是表实证，中风是表虚证。表虚证为什么虚？那又说了："太阳中风，阳浮而阴弱，阳浮者，热自发；阴弱者，汗自出。""太阳病，外证未解，脉浮弱者，当以汗解，宜桂枝汤主之。"脉浮有外感，脉浮弱，为什么脉弱？"太阴之为病，脉弱，其人续自便利，设当行大黄、芍药者，宜减之。以其人胃气弱，易动故也"。这是太阴病篇，讲太阴病。第一条就讲了，"太阴之为病，脉弱"，这个脉浮弱者，浮是外感，弱是气虚，气虚人感冒之后，它就是桂枝汤证。如果气虚的人受了风，他是桂枝汤证；受了寒，他不见得是桂枝汤证，他是桂枝麻黄各半汤证，投3克麻黄进去发表。气虚的人也可以受寒的，如果受了寒，用桂枝汤发汗它发不透，发热发不透怎么办？桂枝麻黄各半汤，就是桂枝汤加3克麻黄，给他发一下表。

（三）桂枝二越婢一汤

对于气虚的人，也不能严重发表。桂枝二越婢一汤条文说："太阳病，发热恶寒，热多寒少，脉微弱者，此无阳也。"气虚的人脉弱，"太阴之为病，脉弱"。如果还脉微，"少阴之为病，脉微细，但欲寐也"，这个人阳虚。阳虚出现发热恶寒，是太少两感证。一般来讲，如果阳虚之人出现发热恶寒，这是麻黄细辛附子汤证。但是张仲景为什么选择桂枝二越婢一汤？因为麻黄细辛附子汤证很少见到高热。它表现为热多寒少，麻黄细辛附子汤证的这个特点，因为它阳虚，阳气不能出表，它的发热往往体温不高。如果这个人发热体温很高的，就是所谓的热多寒少，用桂枝二越婢一汤。用桂枝汤来健脾，里面加了个发表的麻黄，来了几克石膏，因为它容易转为白虎汤证，汗出不彻，它就转白虎汤证，再继发细菌感染。这个尤其多见于慢支炎、肺气肿，慢性支气管炎、肺气肿的人，有的人表现为脉微，感冒以后马上就应该用桂枝二越婢一汤，如果不见效，立刻用麻黄细辛附子汤。一般一两周感冒得不到控制，这种人就开始发生肺炎了，就住院了，就成为白虎汤证。桂枝二越婢一汤本质上就是在桂枝汤的基础上多了几克麻黄，加了很少的一点儿石膏，防止它化热。

不管怎么说，我们要先认识到太阳病的发热。总的来说，它的发热是恶寒发热，这是它的一个基本规律。

（四）五苓散

我们再鉴别另外一种情况。"霍乱，头痛发热，身疼痛，热多欲饮水者，五苓散主之；寒多不用水者，理中丸主之。"这里在讲外感，伴有头痛、发热、身体痛的腹泻，一个是五苓散证，热多欲饮水者，这个热多不是说五苓散证是个热证，是指发热了，发热的用五苓散；寒多不用水者指的是不发热的，用理中丸。为什么寒多不用水？理中丸里面有干姜，干姜可以抑制腺体分泌。如果要用干姜，这个人唾液分泌是很多的，是不渴的，否则吃了以后不对症。它这个不用水，就是在说理中丸里面的干姜。我们以前反复给大家讲过干姜使用的指征，一定是患者不渴，因为干姜是抑制腺体分泌的，如果渴，他本身唾液腺就分泌减少，干姜就不合适。另一个是寒多，就是基本不发热。如果患者腹泻、头痛、发热，伴有明显的表证，它应该是五苓散证，这是太阳病的发热。

二、少阳发热

（一）寒热往来

少阳病的发热，有3种热型，第一种热型代表的发热是寒热往来，也就是："伤寒五六日，中风，往来寒热，胸胁苦满，默默不欲饮食，心烦喜呕，或胸中烦而不呕，或渴，或腹中痛，或胁下痞硬，或心下悸、小便不利，或不渴，身有微热，或咳者，小柴胡汤主之"，然后还有一条"阳明病，发潮热，大便溏，小便自可，胸胁满不去者，与小柴胡汤"。

这一条，将小柴胡汤的代表热型写出来了。

（二）身有微热

第二种热型，小柴胡汤可以治疗微热，发低烧，也就是说所谓的37℃和38℃的发热。记住，小柴胡汤治的不仅是往来寒热，还可以治疗37~38℃的低烧。

（三）潮热

第三种热型，小柴胡汤还治潮热。潮热就是下午5—7点，就是太阳快落山的时候发热，这个发热是典型阳明病的发热。阳明病才发潮热，但是阳明病发热，大便不该溏，小便应该黄。因为有炎症，炎症导致水分丢失，尿液浓缩，尿中的胆红素、尿胆原增加，他小便是黄的，大便是干的。水分丢失以后，这个肠道液体在乙状结肠过度吸收，他大便是干的；但现在大便溏，小便自可，这个潮热就不是阳明病，这是在和阳明病做鉴别。因为潮热同时伴有胸胁满不去，他是少阳病，用小柴胡汤，所以少阳病的发热就有潮热。少阳病潮热和阳明病潮热的区别是什么？阳明病的便秘、尿黄，他没有，他是便溏，且小便是清的，小便自可，他有胸胁满不去，阳明病是没有的。所以小柴胡汤或者说是少阳病的热型是3种：往来寒热、微热、潮热，其中代表的发热是往来寒热，这是少阳病的发热。

我们前面首先是把这个三阴三阳给大家辨清楚，就以辨"发热恶寒、无热恶寒"为契机，把这一条深入地解释，然后再给大家讲三阳三阴的本质。

三、阳明发热

（一）阳明热型

1.但热不寒

接着说阳明的发热。"问曰：阳明病外证云何？"

什么叫外证？六经都有外证和里证。有时候我们把外证又说成是经证。经络内连脏腑外输体表，它联系脏腑和体表，其脏腑就在体腔里面，所以叫作内证，这个体腔以外的表现叫外证；有时候我们也叫经证，六经在经，有时说的是六经外证。

阳明病的外证是什么？"答曰：身热、汗自出、不恶寒反恶热也"，所以阳明病的特点是不恶寒反恶热，叫作但热不寒。

2.背微恶寒

重订331. 伤寒无大热，口燥渴，心烦，背微恶寒者，白虎加人参汤主之。（太阳病篇·169）

【背微恶寒，加人参。虽无大热，然口燥渴，也是白虎加人参证，此属抓独法】

90%的阳明病都但热恶寒，也有怕冷。比如"伤寒，无大热，口燥渴，心烦，背微恶寒者，白虎加人参汤主之"，就是气虚的人得了感冒，这个感冒已经化热了，发生了炎症，就表现为白虎加人参证。它的特点是背微恶寒，就是这种患者躺在床上时，背部要压在床上，如果让他侧着睡，他的背都觉着有点儿冷，这就是白虎加人参证。而白虎汤证是不需要盖被子的，他必须把背晾在外面。这个症状太不好处理，因为一般观察不到，有时候也能观察到。张仲景的书写得很细，但是实际上来看门诊的人，大家都观察不到，他的炎症反应也没这么严重，也没高烧，有高烧的都住院去了，所以几乎是看不到的。

白虎汤证还有个特点是白虎加人参汤证的"背微恶寒"很少看到，它的特点就是白虎汤治疗炎症反应加上人参汤提高免疫力，关键就是白虎汤用重一点，还是人参用重一点，气虚重，就用人参重；炎症反应重，就用白虎汤重，这是它的一个特点。就是说，不是所有的白虎汤证都不恶寒，不是阳明病就是恶热不恶寒。

不恶寒反恶热，这是阳明病的特点，但是阳明病也有恶寒的，比如白虎加人参汤证。

3.恶寒自罢

"问曰：病有得之一日，不发热而恶寒者，何也？答曰：虽得之一日，恶寒将自罢，即自汗出而恶热也。问曰：恶寒何故自罢？答曰：阳明居中，主土也，万物所归，无所复传。始虽恶寒，二日自止，此为阳明病也。"这在说阳明病的第一天或者几个小时之内，可以恶寒不发热。

因为大家学过西医就知道，这个发热有体温上升期、体温持续期和体温下降期，患者在体温上升期，他前面是不发热的，这个时候患者反而是恶寒的，恶寒之后才能最后发热，而这个恶寒和太阳病的恶寒不一样，因为他的恶寒将自罢，什么叫"恶寒将自罢"？就是患者不吃解表药，几个小时或者一天以后，最多一天，他自己就不恶寒了，不要把他当成太阳病。

太阳病的恶寒不吃解表退烧药他好不了，起码他要坚持几天，然后他自己恢复，他烧也退了，恶寒也减轻了，那是因为烧也退了，7天以后有的自己就好了。但是他在恶寒发热的时候，不吃药是不行的，那是不能自罢的。

阳明病的恶寒将自罢，因为它本质上是一个全身炎症反应，只不过在炎症反应的初期，患者体温还没升上去的时候，可以有短暂的几小时，不超过一天的寒战。

那有人说我就没见过阳明病恶寒的，那是因为看门诊，患者恶寒的时候都是在家里面。他往往发生阳明病的前几个小时，而这个时候有个特点就是患者还表现为一个白苔，大家容易把他当成感冒。

这种阳明病误诊为感冒的，我见得太多了，比如急性阑尾炎。急性阑尾炎刚刚开始的时候，他是转移性右下腹痛，刚开始他腹部不痛，或者疼痛的位置不明确，他就表现为恶寒发热，很多人当成感冒，包括很多医生，都当自己感冒了。随后转天再看，这个人发热不恶寒，不喜欢盖被子，所以就是始恶寒，恶寒将自罢，这种人常常被我们误诊为感冒。

在西医这个过程叫作急性感染的前驱期，他表现出类似于感冒出现恶寒或者恶寒发热，或者体温还没升上来，就以怕冷为主，一般几小时，随后他就不怕冷，这往往见于多种急性感染或者急性传染病。所以他的恶寒将自罢，而这个时候往往被误诊为伤寒。

怎么区别他是伤寒还是温病？叶天士的《温热论》讲了，他是白燥苔。什么叫作白燥苔？大家听过望诊课程就知道，在患者舌的两边没有苔的地方，可以看到一个个细小的，如针尖大小的白细胞团，这就有细菌感染，他是阳明病。

如果他体质正常，转天他的苔就该变黄，就是白虎汤证；如果不变黄，这个人免疫功能低下，是白虎加人参汤证。但是很多人会把它当成麻黄汤证，当成是病毒感染，当成感冒了，其实根本不是。这种情况初起就是阳明病，他是温病，我们六经辨证体系把伤寒、温病都放在一起讲了，因为《伤寒论》的第一讲太阳病就讲了，太阳病分三型：伤寒、中风、温病。只不过张仲景的书里面没有集中去讲太阳的温病，只讲了太阳温病的麻黄连翘赤小豆汤。这是阳明病热型的第三种情况。

4.日晡潮热

阳明病的发热还可以表现为日晡潮热，日晡潮热是阳明病发热的一个特征。"病人烦热，汗出则解；又如疟状，日晡所发热者，属阳明也。脉实者，宜下之；脉浮虚者，宜发汗。下之与大承气汤，发汗宜桂枝汤。"这在说一个疾病，患者每天发一次烧，就像发生疟疾一样。就是太阳落山的时候，即17—19点发热，像潮水一样，所以叫潮热，这个潮热属于阳明。

如果是脉实者，这个是阳明病，可以用大承气汤去下它。如果大便不干结，可以用白虎汤；如果脉实变得沉而有力，这个人已经形成燥屎了，日晡所发潮热燥屎才有，这个该用大承气汤。小承气汤证和大承气汤证的区别是：痞满燥实坚，这是大承气汤证；痞满燥实，这是小承气汤证。另外还有调胃承气汤，这是三承气汤。如果这个是发潮热的人，这人燥屎已成，已经形成干结的大便了，他的脉有力，应该用大承气汤去解。

如果他脉是没有力的，脉表现浮虚，浮虚就是我们前面讲的脉浮弱者，他这种下午所发的潮热，叫作时发热，自汗出，这是桂枝汤证。当然，还可以用黄芪建中汤，这个热，是气虚生热，不管是用桂枝汤，还是用黄芪建中汤，或者用补中益气汤，他都是太阴病，本质上是太阴病，这个人是脾虚的。气虚生热集中表现为两种，一种就是下午1点左右，吃完午饭以后，不睡觉，然后继续上班，他就开始发热。第二种就是下午5—7点还没吃晚饭之前，气虚人不爱动，到点不吃饭，让他加班，他也发热。所以气虚的人容易得一个病，叫懒病。

一个人特别懒，不外乎常见3种情况，第一种肝气郁结，阳气不达于四末，就是抑郁症，表现为特别懒；第二种气虚低代谢，中午不睡觉不行，下午发热，或者晚上到点不吃饭不行，一饿就心慌、发热；第三种少阴病，"少阴之为病，脉微细，但欲寐也。"成天浑浑噩噩的，激素水平降低了。气虚的是代谢水平低了，那少阴病是激素水平低了，肝郁的是大脑有问题。所以，懒是气虚的一个表现。

所以这一条就在讲，这个日晡潮热是阳明病，当然也不见得是阳明病。前面讲阳明病发潮热，如果是大便溏、小便自可，它就不是燥屎已成的承气汤证，因为有胸胁满不去，所以是小柴胡汤证。如果日晡潮热表现为脉浮弱，或者脉浮虚，一句话，一个意思，它是桂枝汤证。大家看太阳中风，"**太阳病，外证未解，脉浮弱者，当以汗解，宜桂枝汤。**"这一条，因为有外感，属于太阳中风病，桂枝汤证可以说是太阳病，也可以说是太阴病，因为脾虚的人表现为桂枝汤证，或者内伤导致的发热，把它归为太阴病也是没有问题的。

所以潮热，在这里就和大家讲了阳明病、太阳病、少阳病，都可以潮热，但是潮热是阳明病的一个特征表现，就是说绝大多数潮热都是阳明病，但也不是绝对的，每一个特征的症状都有例外。一个例外就是大便稀溏、胸胁胀满；一个例外就是脉浮弱、浮而没力，没力气，那就不能说它是阳明病。

重订341. 阳明病，脉迟，虽汗出不恶寒者，其身必重，短气，腹满而喘，有潮热者，此外欲解，可攻里也。手足濈濈然汗出者，此大便已鞭也，大承气汤主之；若汗多，微发热恶寒者，外未解也（一法与桂枝汤）；其热不潮，未可与承气汤；若腹大满不通者，可与小承气汤，微和胃气，勿令至大泄下。（208）

"阳明病，脉迟，虽汗出不恶寒者，其身必重，短气，腹满而喘，有潮热者，此外欲解，可攻里也。"这里说的就是，潮热是阳明病的一个特征。"手足濈濈然汗出者，此大便已硬也，大承气汤主之。""若汗多，微发热恶寒者，外未解也；其热不潮，未可与承气汤；若腹大满不通者，可与小承气汤，微和胃气，勿令至大泄下。"这里是指如果要用承气汤，患者表现为外感的时候一定是下午发热，而内伤没有这个情况，一般的便秘不存在。但是外感的时候，在下午5—7点患者就发热明显，这是阳明病的一个特征。燥屎已成，大便已硬，要用大、小承气汤。大便硬，就是一个小承气汤证。如果说这个人大便结，就是像羊粪一样，那是大承气汤证。

（二）阳明烦躁

"阳明病，谵语、有潮热，反不能食者，胃中必有燥屎五六枚也"，这里的胃指的是胃家："阳明之为病，胃家实是也。"这里的胃指的是大肠，准确地说是乙状结肠。胃里面没有屎，他的胃指的是胃家，不是解剖学上的胃。"若能食者，但硬耳，宜大承气汤下之。"如果说这个人有潮热，反不能食，不想吃东西，食欲减退，就是大承气汤证。如果说潮热还能吃东西，那是小承气汤证。大便但硬耳，是小承气汤证或者大承气汤证，就是大便硬了。但是在硬的基础上又兼有燥，就是像羊粪一样，那是大承气汤证。单纯地硬，他是小承气汤证。同时他们都有潮热，但是潮热以后有没有食欲？如果还有食欲，那么他是小承气汤证，大便不会像羊粪一样；如果没有食欲，那是大承气汤证，那大便排出来就和羊粪一样。但他们都有一个特点，前面有个潮热。潮热同时伴谵语，这是交感神经亢进，兴奋性增加。谵语伴烦躁，简单的就是烦，烦之后就是躁，躁之后就是谵。就是说，刚刚开始是烦，烦了之后就躁，这就有动作了。烦是心烦，大家看它是心在烦，心头有火，所以它烦；躁是脚在动，捶胸跺脚，这个叫躁；谵语是在说话，胡言乱语，那就是谵语。所以阳明病的交感神经亢进是实性亢进，因为是实证，三阳为实。先是烦，然后是躁，然后是谵。先是看啥都不顺，然后就开始有动作了，最后有语言了，就是这么个过程。

如果交感神经亢奋伴有潮热，伴有潮热能吃或者不能吃，不能吃的那是大承气汤证。比如"产后七八日，无太阳证，少腹坚满，此恶露不尽，不大便，烦躁发热"，这里有烦有躁。"切脉微实，再倍发热，日晡时烦躁者"，就是黄昏的时候烦躁很明显，这个时候交感神经亢进。"不食，食则谵语，至夜即愈，宜大承气汤主之。"不想吃东西，所以用大承气汤；吃点东西，又不舒服，说胡话了。

日晡时烦躁和日晡潮热本质相同，都是到了下午5—7点的时候交感神经亢进，交感神经兴奋为实性兴奋，所以表现为日晡烦躁或者日晡潮热。这背后的机制本质上是一样的。日晡的时间就是我们讲的下午4—8点（彩图9），一般来讲，简单地说就是下午5—7点之间。当然各个季节也有区别，因为有春夏秋冬的变化，一天有长有短，有的时候是下午3—6点。这个时候它表现为发热，所以这段时间的发热就表现为阳明病，当然也可能是16—23点之间。由于也有太阴病的因素，因此它的时间是重叠的。

（三）日晡热别

1.太阴脾虚

所以日晡发热，它可能是阳明病，也可能是太阴病。太阴气虚的人表现为脉浮弱，从浮上讲可以说它是太阳病，从弱上讲可以说它是太阴病，可以用桂枝汤，也可以用黄芪建中汤，还可以用补中益气汤，尤其是到下午4—5点，他上班上到这个时候，由于太阴脾虚的人低代谢，他体质就已经塌了，工作还没有完成，还要紧张地工作，他就可以开始发热了，或者说饿了，活没干完，吃不成饭，他就容易发热。

2.风湿

还有一种情况，叫作麻杏苡甘汤证。"病者一身尽疼，发热，日晡所剧者，名风湿。此病伤于汗出当风，或久伤取冷所致也。可与麻黄杏仁薏苡甘草汤。"麻杏苡甘汤治的"一身尽疼，发热，日晡所剧"，它就是风湿，是伤于汗出当风。从西医的角度上看，就是一个典型的传染性单核细胞增多症。传染性单核细胞增多症就表现为一身疼痛，发热，下午烧的重，然后浅表淋巴结长大或者肝脾长大，代表方是麻杏苡甘汤。这一证我们一般把它当成感冒了，用麻黄汤或者用荆防败毒散，往往导致EB病毒潜伏，最后患者发生癌症，EB病毒潜伏以后会发生鼻咽癌、淋巴瘤、淋巴细胞白血病，甚至包括一些胃癌。但我们一般的中医在临床上几乎不能鉴别，因为这一型就是表现为患者觉得疼痛。感冒以后疼痛很正常，肌肉酸痛发热。然后，舌苔白腻，他要么开麻黄汤、荆防败毒散，要么他学过温病，他就知道三仁汤、藿朴夏苓汤。实际上，三仁汤、藿朴夏苓汤比麻黄汤、荆防败毒散效果好，因为它夹湿，表现为一个白腻苔。吃了药以后，大概一周症状就缓解。但是如果机体免疫系统不能够清除掉这个EB病毒，以后会容易患癌症。但他不知道，因为他都没有诊断出来，他就当成一个夹湿感冒，就开三仁汤、藿朴夏苓汤，实际上应该开麻杏苡甘汤，重用薏苡仁，把薏苡仁开成100克。要把EB病毒彻底清除，他以后就不得癌症。要想知道他是EB病毒的感染，传染性单核细胞增多症，第一个就是抽血。如不抽血，还可以摸浅表淋巴结。如果说腋窝、腹股沟的淋巴结不会摸，肝脾不会摸，两侧颈部的淋巴结长大还不会摸吗？他发热，他下午烧的重，抽血，单核细胞增加。这个大部分中医都把它误诊了。

这一型我看得很多，因为我做肿瘤工作。其实有时候西医也误诊，虽然他们上过传染病学，学过传染性单核细胞增多症，也经常当成感冒治。

但是如果大家学过中医的知识，真正了解麻杏苡甘汤证，真正理解传染性单核细胞增多症，就几乎误诊不了。所以中西汇通，真的是能够提高大家的中医和西医的水平。

我有个特点，我追求真理，不会因为张仲景是"医圣"，他说的每一句话就都对。我觉得任何人都会有错，我说的话好多也是错的。但是张仲景的"汗出当风，或久伤取冷所致也"这句话对病机的解释，不说对不对，深刻不深刻，有没有真正揭示这一型后面的病机？我们可能是要思考一下。

再说这一条，"问曰：病有得之一日，不发热而恶寒者，何也？答曰：虽得之一日，恶寒将自罢，即自汗出而恶热也。""问曰：恶寒何故自罢？"我们学西医可以解释得很清楚，它就是炎症反应的前驱期，随后大量的细胞因子释放就该发热，所以恶寒会自罢。这在西医上很好解释。你看张仲景怎么解释："阳明居中，主土也，万物所归，无所复传。"这话说得好像很清楚，但是我觉得，能这样去解释病机吗？不知道，这可能是中医独特的思维模式，喜欢用这种大道至简的语言。但是这种大道至简的语言是不是真正地把事物背后的本质规律给说出来了？不好说，大家自己去体会。

交感神经的实性亢进，表现为全身炎症反应综合征，它本质就是交感神经亢进。大热、大渴，大汗、脉洪大，就是交感神经亢进，所以阳明经证是交感神经的亢进，阳明腑证也是交感神经亢进。交感神经亢进抑制胃肠的蠕动，所以痞满燥实坚。然后水分过分吸收，大便干结。所以不管阳明经证、阳明腑证，都是交感神经亢进。因为感染来了，它有应激。大家都知道交感肾上腺这个髓质系统，它是机体应急的。现在有病原微生物了，要调动机体的各种潜能去清除病原微生物，这个很正常，所以阳明病的特点是交感神经的实性亢进，因为体质壮实，三阳为腑，为腑多实证。

但是交感神经亢进还有三阴，三阴为脏多虚证，它也有交感神经亢进，三阴里面最容易交感神经亢进的是太阴。

"少阴之为病，脉微细，但欲寐也。"什么叫脉微细？心输出量不够！什么叫但欲寐？老想打瞌睡，这就是副交感神经亢进。所以少阴病的特点，它是副交感神经亢进。它是阳虚！一般来讲，少阴病以副交感神经亢进为主，"脉微细，但欲寐"也。

当然，少阴有没有交感神经亢进的？有，阴虚的人，心阴虚的人晚上交感神经亢进，所以睡不着，消瘦。但是少阴病阳虚的人很多，就表现为副交感神经亢进，表现为但欲寐，昏昏沉沉，也有少阴阴虚表现为交感神经亢进的，不能一概而论。但是太阴病最多见的是表现为交感神经虚性亢进的，就是太阴的发热。李东垣对这一型阐述得很多，指出气虚生大热。

四、太阴发热

（一）交感虚性亢进

对于太阴病的交感神经亢进，张仲景说："夫男子平人，脉大为劳，极虚亦为劳。""劳之为病，其脉浮大，手足烦，春夏剧，秋冬瘥，阴寒精自出，酸削不能行。"所以太阴病的人特点就是手足烦热，而且太阴病，春夏加重，秋冬减轻。气虚的人，到了夏天就难受极了，因为高代谢，夏天环境温度高，人体代谢水平增加，但是他又气虚，代谢跟不上，所以气虚的人，他夏天难受。到冬天就好一些。

"男子面色薄者，主渴及亡血，卒喘悸，脉浮者，里虚也。"我们说脉浮，一般是太阳病。但是脉浮还有里虚的，不要见着脉浮，就是太阳病。以后我们要讲六经为病脉证提纲，一般来说，原则上脉浮就是太阳病，但是还有原则之外的情况。

所以，我们见到这个交感神经亢进，交感神经兴奋性增加是阳明病的核心病机。因为就是炎症来了，我们调动机体全身的潜能去对抗炎症，它就表现为交感亢进，那是实证。但是三阴为脏多虚证，还有一个代表的是太阴病的交感虚性亢进，这是太阴病的一个特点。少阴病也有，少阴阴虚晚上不睡觉的也是交感虚性亢进。相对来说，太阴病的交感虚性亢进很常见，所以李东垣把它发挥出来一个补土派，补中益气汤治疗气虚生大热。当然最开始用的是小建中汤，小建中汤可以治疗手足烦热。

张仲景用小建中汤，或者是用黄芪建中汤来治疗这个气虚的交感虚性亢进，它表现为发热。它的这种发热就是三阴虚证的发热，就是黄芪配甘草的这个方。当然少阴也有发热。

（二）无热恶寒之别

三阴应该是无热恶寒，但是，三阴的这个无热恶寒又有点区别。手足冰凉就到少阴了，太阴是手足自温，所以太阴病的手足是不凉的，手足是自温的，但是太阴病手足也可以凉。因为太阴病对寒冷比较敏感。比如他的手足是温的，但是外面环境温度一低，他出去走一圈手足就凉了。回到家里，一会儿手足又温了，那是太阴病。如果典型的一天到晚手足凉的，那是少阴病，或者是厥阴病。厥阴病手足就更冰，就是一个程度的增加而已。

原则上太阴病手足是不凉的，叫手足自温。"伤寒脉浮而缓，手足自温者，系在太阴"，但是在环境温度低的时候，手足就凉得比较明显。一般正常人，不气虚的人，虽说外面有点凉，但把手搓一搓，他也热了，不像太阴病，这个环境温度也比较特殊。那个少阴病就是，即使环境温度很正常，摸着他手都是凉的。就是这种低代谢水平越来越严重，到厥阴病就更凉了。因为手离心脏远，我们人体的体温，远端就是温度低，低 $1\sim2℃$。我们的外温为 $36.5℃$ 到 $37℃$，远端只有 $35℃$。最凉的是脚，因为脚离心脏最远，血供最不好，但是我们门诊不可能都摸脚。尤其是在住院的患者，夜半阳气还，其脚自温。如果睡到半夜脚还不温的，那一定是阳虚。或者说在门诊看病，这寒热诊断不清楚了，实在不行，让人脱了袜子摸脚。我们一般摸手脚冰凉是摸的指头，指头摸不清楚就摸手臂尺侧，如果还摸不清楚就摸脚。就是这么一个过程。

五、少阴发热

（一）夜热早凉

少阴病原则上是不发热的，除了阴虚的患者，阴虚的患者表现为夜热早凉。夜热早凉又有两型，一个是盗汗，另一个是无汗。夜热早凉盗汗的是知柏地黄丸证，无汗的青蒿鳖甲汤证，那都是阴虚的人。

（二）脉沉发热

少阴病原则上不发热，它是恶寒的，但是还有一些"少阴病，始得之，反发热，脉沉者，麻黄细辛附子汤主之"，就是这种太少两感证。太少两感证就是少阴病感冒了，受外寒了，一般不发热。因为标本法会讲太阳与少阴的关系，太阳病为什么会发热，是因为少阴的阳气出表它才发热。现在少阴阳虚阳气不能出表，所以少阴病感冒以后不容易发热。感冒以后不容易发热的，常常都是阳虚。但是有时候少阴阳虚的人感冒也发热，叫反发热，用麻黄细辛附子汤。这是少阴病的发热。

实际上我们说"无热恶寒者发于阴也，发热恶寒者发于阳也"，这是大的规律。但是每一条规律都有特殊个例，就是大的规律能够囊括70%的患者。10个患者有7个患者大概是符合这个规律的，还有3个患者，就需要详细分析了。

（三）发热色和

比如"夫中寒家，喜欠，其人清涕出，发热色和者，善嚏"，我们怎么知道这个人病发于阴？病发于三阴的中寒家，有太阴脾阳虚，有少阴肾阳虚，还有厥阴肝阳虚。中寒家的特点就叫喜欠，喜欠就是喜欢伸懒腰。大家是学医的，都知道呼吸的过程：吸气，是交感神经兴奋；呼气，是副交感神经兴奋。这种喜欠，就是副交感神经兴奋，是阳虚。

那些寒证、郁证才喜欠，喜欢打哈欠的，要么是个抑郁症，阳气不达于四末，肝气郁结；要么就是麻黄附子甘草汤证，阳虚的人。

"其人清涕出"，人老了才涕泪俱下。清涕就是白色透明的鼻水。但是人老了，涕泪俱下，因为阳虚。干姜就抑制腺体分泌，那是太阴病的阳虚，少阴病的阳虚用附子。人老了阳气越来越虚弱，他就清涕出，所以这人老了，眼泪鼻涕一起下，这是人体衰老的一个表现。怎么个衰老法？阳气虚弱，所以"阳气者若天与日，失其所则折寿而不彰"。人老了以后首先就要温阳，把阳气温养回来。阳气回来了以后，人看着就舒服。我以前是阳虚的人，这几年温阳以后，我的体质变化很多。

"发热色和者，善嚏"，善嚏就是打喷嚏，过敏性鼻炎。过敏性鼻炎都是少阴阳虚，麻黄附子甘草汤证。那怎么知道他是过敏性鼻炎打喷嚏？打喷嚏清鼻涕出来，或者说他讲话的鼻音很重。

我四川话吐字不清晰是因为我的普通话不行，有的人就是鼻音很重导致他吐字不清晰，这种人常常都阳虚，因为他鼻黏膜是水肿的。由于鼻黏膜水肿，他声音出来就显得不清晰。声音不清晰，这是中寒家的一个表现，就是三阴阳虚。

（四）发汗后，反恶寒

三阴阳虚还有第二个表现，"发汗后，恶寒者，虚故也；不恶寒者，但热者，实也，当和胃气，与调胃承气汤。"就是说太阳病用麻黄汤发过汗以后，有可能发热，发热不恶寒，转阳明病。转阳明病了，要么是阳明经证白虎汤，要么是阳明腑证承气汤，因为发汗伤了正气，所以，刚开始要用调胃承气汤，因为大承气汤对机体损伤比较大一些。这是因为大承气汤里面有芒硝，芒硝会导致大量的水和电解质丢失。由于已经发过表了，所以先用调胃承气汤去试一试。也可能太阳病用麻黄汤发完表后不发热，但是仍有恶寒。因为是他发完表以后，他的表证已经减了，但是他阳虚，所以才恶寒。

重订128. 发汗，病不解，反恶寒者，虚故也，芍药甘草附子汤主之。（68）

【反恶寒，虚故也】

上述条文说明这种人阳虚，要用芍药甘草附子汤温一下阳。温阳用甘草、附子就行了，但是在发完表以后需要来一点芍药。

读张仲景的条文要前后联系起来才能理解。

王叔和把《伤寒论》的条文一改以后，次序给打乱了。当然，他本身是有其好的目的的，是想让大家去做类证鉴别，他把好多条相似的症状放在一条经。他认为排不出大便的、潮热的，都是阳明病。但是阳明病能用小柴胡汤吗？他说阳明病潮热，说潮热属于阳明病，但是这个人大便溏，小便自可，胸胁满不去，它就不是阳明病，还得用小柴胡汤。他做类证鉴别以后，条文次序被打乱了，大家就不怎么读得懂了。"发汗后，恶寒者，虚故也"，虚故也怎么治，没方。然后学生一问，"发汗后，恶寒者，虚故也"，怎么治？仲景这里给了答案："发汗，病不解，反恶寒，虚故也，芍药甘草附子汤主之。"

（五）浮热汗出

少阴病，还有哪几个发热？"夫失精家，少腹弦急，阴头寒，目眩，发落，脉极虚芤迟，为清谷，亡血，失精。脉得诸芤动微紧，男子失精，女子梦交，桂枝龙骨牡蛎汤主之。""虚弱浮热汗出者，除桂，加白薇、附子各三分，故曰二加龙骨汤。"就是说浮热汗出，发热出汗，这个烧是浮热。这个浮热汗出，第一，是太阴病，用桂枝汤和黄芪建中汤。第二，如果不是太阴病，少阴病也可以引起浮热汗出，把桂枝变成附子。加龙骨、牡蛎，能镇静，降低交感神经活性，交感神经活性高了，它就容易发热。

桂枝汤也可以加龙骨、牡蛎，叫桂枝加龙骨牡蛎汤。低钙，交感神经兴奋，就会出汗。所以在用桂枝汤治疗浮热汗出或者黄芪建中汤治疗浮热汗出不见效的时候，加30克龙骨、30克牡蛎。这个人可能出现低钙，问他腿抽不抽筋，他说腿抽筋，那么这人低钙，他发热。但是低钙的人肾虚的多，那桂枝加龙骨牡蛎汤证，他不见得低钙。比如失精梦交的人，他就是镇静而已。但是如果真正低钙的人，腿抽筋的人，肾虚的人多。年老体就弱，腿抽筋低钙，这是二加龙骨汤证，也就是说我们讲的脉浮弱。脉没有力气的人一般是气虚的人，他的发热是桂枝汤、黄芪建中汤、桂枝加龙骨牡蛎汤、黄芪建中汤加龙骨牡蛎，都可以。但如果是阳虚的人，也可以把桂枝去了，换附子，名叫二加龙骨汤。里面有一个白薇，退虚热的，可以有，可以没有，用上以后退热作用更强，仅此而已。

（六）一身手足尽热

少阴病还有一种发热，叫作"少阴病，八九日，一身手足尽热者，以热在膀胱，必便血也。"如果是个阴虚的人，手足心热。因为我们说手足热，那是太阴病。如果是少阴病，一身手足尽热，这个人是便血，这里的"便血"就是尿血，这是猪苓汤证，代表方是猪苓汤，针对尿血的人。

（七）烦热不得卧

还有一证也是发热。"问曰：妇人病，饮食如故，烦热不得卧，而反倚息者，何也？师曰：此名转胞，不得溺也，以胞系了戾，故致此病，但利小便则愈，肾气丸主之。""妇人怀孕六七月，脉弦发热，其胎愈胀，腹痛恶寒者，少腹如扇。所以然者，子脏开故也，当以附子汤温其脏。"上述条文讲了急性羊水过多和慢性羊水过多，就是怀孕以后羊水多的女性，可以发热，这种人是阳虚。急性羊水过多，用附子汤；慢性羊水过多，用肾气丸。这个是在讲羊水过多的发热如何处理。

六、厥阴发热

厥阴的发热，其代表发热有3种，第一种厥热胜复，第二种戴阳，第三种除中。

（一）厥热胜复

厥热胜复：

重订669. 凡厥者，阴阳气不相顺接，便为厥。厥者，手足逆冷者是也。（337）

重订674. 伤寒，厥四日，热反三日，复厥五日，其病为进。寒多热少，阳气退，故为进也。（342）

厥热胜复就是休克的患者。休克的患者低体温，一定要体温回来，然后这个休克才能得到缓解，这个患者才能活下来。如果这个休克持续下去，他越来越冷，最后就会死掉。这是我们讲的厥阴，厥热胜复。

（二）戴阳

戴阳的人就是阴阳相互格拒以后会表现出来一定的热象，这个其实是阴阳要离决的一个表现，不是真的有热。在阴阳离决之前，他有可能会突然想吃东西。

我这里不和大家讲这些非常严重的疾病，读一下下边内容："少阴病，下利清谷，里寒外热，手足厥逆，脉微欲绝，身反不恶寒，其人面色赤，或腹痛，或干呕，或咽痛，或利止脉不出者，通脉四逆汤主之。""下利，脉沉而迟，其人面少赤，身有微热，下利清谷者，必郁冒，汗出而解，病人必微厥，所以然者，其面戴阳，下虚故也。"这条讲了从少阴病到厥阴病的发展，这个严重阳虚的人，最后出现戴阳，出现厥，出现出汗，出现发热，出现郁冒。这些发热，都见于比较严重的阳虚患者，尤其是伴有休克的患者。因为我们都不是从事危重症的，没有必要很详细地去讲解它，只是告诉大家，有这么一个阴阳离决出现戴阳的情况。

这个病的特点是，上部面红，下边腹泻，出现稀溏的便。也就是出现严重感染，肠道菌群紊乱，出现稀便，或者腹泻，然后出现面赤，这种很严重的人，我们不讲它。

（三）除中

1.阳绝除中

第三个就是除中，"伤寒脉迟六七日，而反与黄芩汤彻其热。脉迟为寒，今与黄芩汤复除其热，腹中应冷，当不能食，今反能食，此名除中，必死。"就是说这个厥阴病，在厥热胜复、阳气回来的时候，会出现一个轻微的热象，脉搏会跳得细数。就是这个休克，在恢复的时候，早期会表现一个偏细数的脉搏，或者患者体温有点上升，出现一个轻微的发热。这种人不是真正有三阳的热，这个时候如果一看见脉搏跳得细数，而且有发热，然后就给他上了黄芩汤，去除热，这个人容易出现除中。除中是个死症，就是临终前回光返照，想吃东西。

2.厥阴除中

其实不与黄芩汤，也可以出现除中。这个疾病到了后来不给治疗，它都可以出现除中，"伤寒，始发热六日，厥反九日而利。凡厥利者，当不能食"，就是指休克然后又腹泻的人，他也是食欲不好的，如果突然间想吃东西，恐为除中。但恐为除中，就是害怕除中，可能不是，也有可能是。说的就是人在临死前，他会出现交感-肾上腺髓质系统的应激，最后一次交感-肾上腺髓质系统的动员，就会有大量的肾上腺素、神经递质和皮质激素的释放。这个患者突然间有大量皮质激素释放，有一部分人会突然想要吃东西。因为皮质激素，可以改善食欲。由于交感神经递质的大量释放，他可以发热，如果他想吃东西，同时又突然之间伴有发热，这个人容易死，这就是除中。但是他这个发热，如果不是当天的发热，而是转天的发热，那是他阳气来了，他可能不是除中。这个时候阳气来复，他的病可能会好。如果发热持续，可能是体内有化脓性感染，必发痈肿，这是一个严重感染的状态。如果这个发热突然之间出来，很快又过去，那就是交感-肾上腺髓质系统的动员，就是回光返照。他这个热一出来，很快就没了，然后人就死掉了。

（四）暮即发热

厥阴病的发热，还有一条，就是温经汤证。温经汤属于厥阴病的范畴，因为妇人年五十所，五十厥阴当令。温经汤证说："妇人年五十所，病下利数十日不止，暮即发热，少腹里急，腹满，手掌烦热，唇口干燥，何也？师曰：此病属带下。何以故？曾经半产，瘀血在少腹不去。何以知之？其证唇口干燥，故知之。当以温经汤主之。"

温经汤的适用范围很广。这里就"五十所"来讲解更年期综合征。更年期综合征有一部分患者，到了下午，就是日暮。日暮和日晡有点区别，日晡就是太阳要下山，而日暮就是太阳已经下山，太阳下山但天还没黑。她到了下午黄昏的时候，这个人就发热。50岁左右的更年期患者，到了晚上，天还没黑透之前发热，这种人的发热，伴手足烦热，这种更年期综合征的发热就是温经汤证。

第六节　寒热真假

和三阳的发热不一样，《伤寒论》又详细地讲解了三阴的发热。三阴的发热和三阳的发热，不一样在哪里？

"病人身大热，反欲得衣者，热在皮肤，寒在骨髓也；身大寒，反不欲近衣者，寒在皮肤，热在骨髓也。"他在讲这个寒热的真假。比如太阴病、少阴病、厥阴病，他是在发热，但是他是愿意穿衣服的。少阴阳虚的人发热，包括太阴气虚的人发热，都是愿意穿衣服的，这个就是"热在皮肤，寒在骨髓"，因为他衣服穿得并不少。如果"身大寒，反不欲近衣者"，这是厥阴病。这个寒不是太阳病的恶寒，而是厥阴病，"寒在皮肤，热在骨髓也"。举个例子大家就知道了。导致这个厥阴病的休克，不完全是厥阴病本身的原因。比如白虎汤证就可以导致厥，导致休克，但是他是不喜欢穿衣服的。大家看着他手脚冰凉，但是胸口火热火热的这种人，其实他是一个严重的感染所导致的。这种人不是一个寒证，而是一个热证，《伤寒论》专门讲了。如果真正的寒证，那种休克，那种厥阴病，他是要盖被子的，他很冷。

这条就是告诉大家寒热的真和假。因为："发热恶寒者，发于阳也；无热恶寒者，发于阴也。"如果这个人发热，那么他就有一个发热和恶寒不恶寒的问题。如果这个人发热，但是喜欢穿衣服，喜欢盖被子，这是太阳病发热恶寒。但是要记住，三阴病的特点是发热，他也喜欢穿衣服，因为他是阳虚的。要是阳明病的发热，他不喜欢穿衣服，也不喜欢盖被子。那么"无热恶寒者，发于阴也"，那是身体冷无热恶寒，是发于阴的。但是如果身体冷，不喜欢穿衣服，那是白虎汤证，他并不是真正的阳虚。这里是在给我们鉴别真寒假热与真热假寒，他在鉴别寒热的真假，来判断究竟是一个三阳的发热，还是一个三阴的发热。

如果是阳明病的发热，他不喜欢穿衣服，那个是白虎汤证。如果说是气虚的发热，比如补中益气汤证的发热，他要穿衣服。如果说是四逆汤证的人身大寒，手脚冰凉，他是喜欢穿衣服的。如果是白虎汤证导致的休克，我们叫作热休克，他也手脚冰凉，但是他是不喜欢盖被子、穿衣服的。这也是在阴证和阳证的发热恶寒之间进行鉴别。

第七节　痈证发热

温病成痈：

重订42. 诸浮数脉，应当发热，而反洒淅恶寒，若有痛处，当发其痈。（《金匮要略·疮痈肠痈浸淫病》篇）

重订385. 肠痈者，少腹肿痞，按之即痛如淋，小便自调，时时发热，自汗出，复恶寒。其脉迟紧者，脓未成，可下之，当有血；脉洪数者，脓已成，不可下也，大黄牡丹汤主之。（《金匮要略·疮痈肠

痛浸淫病》篇）

上边条文讲了成痛的问题，就是因为这个痛证的临床表现要去区别，痛证初期，肯定是发于三阳，但是它又和普通的感冒不一样。痛证的恶寒发热，我们叫作感染的前驱期，是感染的前驱症状，这个要和感染相区别。比如"诸浮数脉，应当发热，而反洒淅恶寒，若有痛处，当发其痈"，就是说太阳病的脉是浮的，但是一发热之后脉就应该数。因为体温增加1℃，脉搏增加10次/分，这是西医讲的规律，所以浮数脉应该是发热，但是他不发热，他还在那里怕冷。如果有痛处，哪里有按痛，哪里就发炎。

举一个代表性的例子，阑尾炎。这个浮数脉，不是感冒，而是发生阑尾炎了。比如肠痈者，少腹肿痞，按之即痛如淋，你看他这有痛处，小便自调，就是按之即痛如淋，就是像尿路结石一样，但是他小便自调，时时发热，自汗出，复恶寒。发热之后，他还恶寒。"其脉迟紧者，脓未成，可下之"，有瘀血。若"脉洪数者，脓已成，不可下也"。脉数的时候他脓已成不可下，用大黄牡丹汤。他就在讲这个数脉，如果无热、脉数，它是痈证。

比如，"肠痈之为病，其身甲错，腹皮急，按之濡，如肿状，腹无积聚，身无热，脉数，此为肠内有痈脓，薏苡附子败酱散主之。"就是说一个正常脉率的人，他平时脉率是正常的，现在脉数、无热，又没有水电解质紊乱等其他严重疾病，这个感染以后脉数、无热，这是一个痈证的表现，同时可以伴有恶寒，可以伴有脉浮，容易被误诊为太阳表证，实际上是个痈证，最常见的就是阑尾炎。

阑尾炎用附子薏苡败酱散，用了以后，有一部分人会出现什么？"胁下偏痛，发热，其脉紧弦，此寒也，以温药下之，宜大黄附子汤。"胁下偏痛，就是胁下的一侧疼痛，有固定的痛处，在胁下的右侧。那个压痛一般都在右侧，阑尾基本都在右侧，但左侧的也有，只是比较少见。这个人胁下偏痛，发热，这个时候，其脉紧弦，这是因为疼痛导致的脉紧脉弦。他这个发热，是寒证的发热，要用大黄附子汤，因慢性阑尾炎是阳虚的人。阳虚的人才得慢性阑尾炎，慢性阑尾炎毫无例外都是阳虚的人，如果说是阳不虚的，那用大黄牡丹汤就好了。如果用大黄牡丹汤好不了的，那是阳虚，阳虚的发热用大黄附子汤。因为在里用大黄，如果是在表，那应用麻黄细辛附子汤，他是一个少阴阳虚的人，所以这种发热是少阴阳虚所导致的。

重订601. 肠痈之为病，其身甲错，腹皮急，按之濡，如肿状，腹无积聚，身无热，脉数，此为肠内有痈脓，薏苡附子败酱散主之。（《金匮要略·疮痈肠痈浸淫病》篇）

重订386. 胁下偏痛，发热，其脉紧弦，此寒也，以温药下之，宜大黄附子汤。（《金匮要略·腹满寒疝宿食病》篇）

重订42. 诸浮数脉，应当发热，而反洒淅恶寒，若有痛处，当发其痈。（《金匮要略·疮痈肠痈浸淫病》篇）

重订385. 肠痈者，少腹肿痞，按之即痛如淋，小便自调，时时发热，自汗出，复恶寒。其脉迟紧者，脓未成，可下之，当有血；脉洪数者，脓已成，不可下也，大黄牡丹汤主之。（《金匮要略·疮痈肠痈浸淫病》篇）

我们再来讲痈证，痈证可以表现为脉数，无热，脉跳得快，还不发热，还怕冷，这就是痈证。但是后面就可以发热了，过几天，持续的痈证他就会发热的。痈证的特点就是，脉数，有恶寒，有固定的疼痛，随后就发热。如果这个脉数变得脉还很洪，就是脉力非常强，这个时候脓已成。脉数就是要化脓，如果脉数又洪，这个脓已经成了。刚开始可以不烧的，比如附子薏苡败酱散证，他后来也可以发热，这是大黄附子汤证，这是痈证发热的特点。

第八节　瘀血发热

重订636. 病者如热状，烦满，口干燥而渴，其脉反无热，此为阴

伏，是瘀血也，当下之。（《金匮要略·惊悸吐衄下血胸满瘀血病》篇）

【阴邪伏于血分，病者如热状，烦满，此即所世《医林改错》所谓灯笼热，虽自觉发热而体温不升。因其体温正常，其脉反无热，即其脉搏不数，因体温增加1℃，脉搏增加10次/分。方下瘀血汤，所世方血府逐瘀汤。此属伏邪】

重订404. 病人无表里证，发热七八日，虽脉浮数者，可下之。假令已下，脉数不解，合热则消谷喜饥，至六七日不大便者，有瘀血，宜抵当汤。（257）

【发热，脉数，喜饥，不大便，区别上条，发热，脉数。】

还有个发热的特点就是瘀血发热，这个瘀血的发热属于太阳病的范畴，就是太阳蓄血证、太阳腑实证导致的发热。

"病者如热状，烦满，口干燥而渴，其脉反无热，此为阴伏，是瘀血也，当下之。"患者觉得发热，但是其脉反无热，体温增加1℃，脉搏增加10次/分，但脉不数。患者觉得发热，脉不数，他这个发热，并不是真的发烧。就是自己觉得发烧，可一看体温正常，就是这个意思。他的脉搏次数也不增加，这个叫作瘀血发热，后世《医林改错》叫灯笼热。就是自觉发热而体温不升，因为体温不升，所以脉搏不数，可以用血府逐瘀汤，也可以用下瘀血汤，还可以用抵当汤，"当下之"。

当下之用哪个来下？后面有一条，"病人无表里证，发热七八日，虽脉浮数者，可下之。假令已下，脉数不解，合热则消谷喜饥，至六七日不大便者，有瘀血，宜抵当汤。"

就是说瘀血的发热有两种，第一是不大便，第二是发热，可以体温增加。

体温增加，脉数，"发热七八日，虽脉浮数"。脉数、发热、喜饥，"合热则消谷善饥"，不大便，这叫瘀血。脉数发热，发热就脉数。

发热脉数以后不大便，不大便的人有两种，第一种不能食，那是大承气汤证。第二种能食，那是小承气汤证。但是没有喜饥的，而喜饥的是有瘀血。

我们讲了阳明病发潮热，脉数，它的数，它的发热，表现为日晡发热，这是大小承气汤证的一个特点。阳明病发潮热，表现为日晡，就是下午的时候加重，发热的时候脉搏跳得快，而大便不好解。大便不好解，不想吃东西的，是大承气汤证；能吃东西的是小承气汤证；喜欢饿的，不仅是日晡发热，一天都发热的，喜欢吃得多的，那是抵当汤证，有瘀血。

这是体温增加的，还有体温不增加的。

患者自己觉得发热、烦躁、满，满就是腹满。他的这个腹满，叫作"腹不满，其人言我满"，就是患者自己觉得腹胀，你让他躺在诊床上，你按他的腹部是软的，叫作腹不满，但是其人言我满，他自己觉得腹胀。烦指烦躁，满指腹满。所以读《伤寒论》要把它各条读通，如果没有一个逻辑思维能力，真的读不懂《伤寒论》。比如"口干燥而渴"，就是但欲漱水不欲咽，后面又讲了但欲漱水不欲咽，其脉反无热，脉跳得不快的，此为阴伏，这叫灯笼热。自己觉得有发热，一看体温正常，脉搏也不快，这种人体内有瘀血，当下之，用抵当汤、下瘀血汤，也可以用血府逐瘀汤。

瘀血可以导致发热，这个发热可以是主观症状，也可以是客观的体温增加。

总结一下，如何用发热恶寒来鉴别这5个阶层的第一个阶层的区别。《伤寒论》的这个六经辨证体系，一共有5个阶层，最主要的是3个阶层。就是说，我们所有的疾病都可以用这5个阶层把它进行归类，这个归类的过程我们叫作聚类法（彩图10）。

只要掌握了聚类法，如果来一个患者，大家可以不会治，也可以没看过，但是根据聚类法首先说这个病是哪一条经的，是外证还是里证，里证是哪一证，然后它的代表方是什么，落实到这个患者身上，有什么或然证，在这个代表方的基础上进行加减。这就是六经辨证的思想。

运用六经辨证，大家一定要知道它是哪一个代表证，代表证就有代表方，代表方还有加减，还有其他的好几个方。

比如栀子豉汤证，栀子豉汤证有栀子豉汤、栀子生姜豉汤、栀子干姜豉汤、栀子干姜汤，还有栀子甘草汤、栀子甘草豉汤，还有栀子厚朴汤。但是它是栀子豉汤证，最具代表的方是栀子豉汤，根据患者的体质或然证，它有各种加减法，但是一定要把栀子豉汤证给找出来。

要知道它的代表证，首先要知道这一个代表证是在哪一条经，是外证还是里证，是寒化还是热化，是在三阴还是在三阳。第一个阶层就是去区别三阴还是三阳，也就是张仲景讲的病发于阴，病发于阳。三阴和三阳一个总体的特征，三阳为腑多实证，三阴为脏多虚证，这是一个大的区别。

那么三阳为腑多实证，三阴为脏多虚证，是不是三阳就见不着虚证？三阳也有虚证。三阳的虚证，是因为这个人三阴的体质所导致的。比如一个太阴病，脾虚的人感冒了他就表现为桂枝汤证。就算他严重受了寒，他也不是麻黄汤证，他是桂枝麻黄各半汤证。如果一个少阴阳虚的人感冒了，他表现为麻黄附子甘草汤证；如果反发热，表现为麻黄细辛附子汤证；如果水肿，表现为麻黄附子汤证。就是说三阳为腑多实证，并不是说太阳、少阳、阳明没有虚证。气虚的人，他变成了阳明白虎汤证，他是白虎加人参汤证。所以大家一定要记住，单是三阳自身的病，他是没有虚证的；如果三阳出现虚证，这个人体质一定有问题。

比如说栀子豉汤证，治疗抑郁症，治疗胃食管反流病，它是个实证的。但是如果患者旧有微溏者，栀子不中与也，不可以用栀子豉汤。因为如果大便过去稀溏，你如果再用栀子，栀子吃了后胃更不舒服，所以栀子不中与也，就是说不能用栀子豉汤。如果旧有微溏的人，出现了胃食管反流病，出现了抑郁症，如果要用栀子豉汤，也要用栀子干姜汤。那么栀子豉汤是阳明经证的一个代表方，不是说阳明病没有虚证、三阳都是实证嘛，虚证是他的体质，这个抑郁症，那个胃食管反流病，他本身是太阴脾阳虚的人，现在得了抑郁症，得了胃食管反流病，表现为栀子豉汤证，但不能用栀子豉汤，该用栀子干姜汤。三阳出现了虚证，是因为他三阴的体质有问题。那么在这个基础上大家去鉴别，是病发于阴，病发于阳。

如果把病发于阴、病发于阳鉴别了以后，它治疗的总的原则是："凡病，若发汗、若吐、若下，若亡血、亡津液、阴阳自和者，必自愈。"最终就是去调节这个阴阳，这是张仲景治疗的最高原则，当然这也是中医治疗疾病的最高的原则。《素问·生气通天论》也讲："凡阴阳之要，阳密乃固，两者不和，若春无秋，若冬无夏，因而和之，是谓圣度。故阳强不能密，阴气乃绝，阴平阳秘，精神乃治，阴阳离决，精气乃绝。"圣度就是最高级的治疗方法。那怎么个高级法？因而和之，两者不和，若春无秋，若冬无夏。两者不和，指三阴和三阳两者不和。比如太阳和少阴，表里两经，两者不和。太阳为阳，少阴为阴，比如他现在感冒了，我们用麻黄汤，少阴阳虚的人，吃了就不见效，他需要麻黄附子甘草汤。比如少阴阳虚的人，用四逆汤，有时候不见效，用麻黄附子甘草汤，很见效。比如少阴阳虚的人患抑郁症，用四逆汤效果就不好，如果在里面加上几克麻黄，他吃后马上就舒服了。少阴病可以考虑到太阳病，太阳病也可以考虑到少阴，这就是阴阳之要，这个我们在标本法会讲。这就是阴阳之要，大的是三阴和三阳，小的是太阳和少阴，阳明和太阴，少阳和厥阴。

阳明和太阴，随便举个例子。我们反复讲的白虎加人参汤证，说它有炎症，它是病发于阳，白虎汤证。这个人体质气虚，它是病发于阴，用了人参。体质气虚的人发生了炎症，单纯清热是治不好的。需要补气，但越补气，炎症越重，因为"气有余便是火"，这时就要把白虎汤和人参合起来用，这叫"阴阳自和""因而和之，是谓圣度"。

想要"因而和之，是谓圣度"，首先要区别出它是三阳还是三阴，然后再说哪一条经。这表里两经，表就是阳，里就是阴。比如太阳、少阴是表里两经，表，太阳就是阳；里，少阴就是阴。阳明、太阴是表里两经，表，阳明是阳；里，太阴是阴。少阳、厥阴是表里两经，少阳是阳，厥阴是阴。要"阴阳自和"，先要区别出三阳三阴，然后我们再说表里两经的关系。而这个阴阳自和是什么？是谓圣度，是最高级的治疗方法。要知道最高级的治疗方法，那就首要辨出三阴三阳，然后我们再说各条经的问题，那就首先辨病发于阳、病发于阴。

辨病发于阳和病发于阴，张仲景找了一个最简单的方法，他有一条总纲："病有发热恶寒者，发于阳也；无热恶寒者，发于阴也。"这句话虽然很简单，但是拿这句话去套，很多时候套不上，为什么？他是告诉我们总纲的内容，这句话是在高度概括这个阴阳，"善诊者，察色按脉，先别阴阳"。它是一个高度概括的话，我们要去详细地分解它。就是说原则上，一个人发热伴有恶寒，这是发于阳，或者说发热不恶寒它也发于阳。另外，如果这个人恶寒不伴发热，就是手脚冰凉，怕冷，这是发于阴，要么太阴，要么少阴，要么厥阴。但是无热恶寒发于阴，恶寒我们就要分解它。太阴病手足自温，一般情况下手足是不凉的，但是如果环境温度低了，他马上手足就冰凉，像正常人环境温度低一定要搓两下就热了，他不是，他是着凉。而少阴病就是环境温度正常的人，他手脚冰凉，一般是指头凉，指头不凉就摸尺侧，尺侧不凉就摸脚。尤其是洗完脚就凉的那是少阴病，夜半阳气还，其脚当自温，如果睡到半夜还凉的，它也是少阴病。那到厥阴病，就更凉了，就是心脏的输出量减少，太阴病是脉弱，心输出量减少；少阴病脉微细，心输出量更少；厥阴病微细欲绝，心输出量更少。由于心输出量少，远端血供不好。心输出量越少，远端血供越不好，摸着他就越凉，它叫无热恶寒，发于阴。

原则上是这样的：发热恶寒，发于阳，或者说不恶寒，只发热，它也发于阳。就是说，发于阳的发热恶寒，首先要区别发热的人（参见彩图5）。外感的发热，它发于三阳，那就是太阳、少阳、阳明。恶寒发热是太阳，寒热往来是少阳，但热不寒是阳明，这是外感。恶寒发热，它是病毒感染；寒热往来，它是细菌毒血症；但热不寒，是持续炎症反应，这是外感发热。

内伤也发热，我们就说了，三阴是无热恶寒，发于阴也。三阴是手脚冰凉，不发热的，这是通常情况下，但是三阴也可以导致内伤的发热。内伤的发热，比如太阴病的发热，气虚生大热，黄芪配甘草，或者是用黄芪建中汤，或者用补中益气汤，这是中医讲的甘温除大热。这个发热，他喜欢多穿衣服，大家看他午后低热，他衣服不脱，因为穿少了他不舒服，这是太阴病的发热。少阴病的发热，附子配细辛，这是麻黄细辛附子汤证、大黄附子汤证，这个就不常见了。当然有些过敏反应等也能见到，不是像太阴病的发热那么常见。厥阴病的发热更不常见，偏寒的用椒梅汤，偏热的用连梅汤，合起来就是乌梅丸证。

三阴发热最常见的是黄芪建中汤证或者补中益气汤证，就是沿用桂枝汤证去发散。如果出现了少阴的发热，除了有外感时用麻黄细辛附子汤、大黄附子汤，用附子配细辛之外，还有一个办法，就是少阴没有外感的情况下，它自身的发热，就是桂枝加龙骨牡蛎汤，去桂加附子、白薇，又叫二加龙骨汤。而我们说桂枝含挥发油，能解表，能健脾，而附子能够提高激素水平，这是少阴阳虚的发热。

太阳病的发热，就是恶寒发热。但是它不仅恶寒还可以恶风，是一吹风就感冒的桂枝汤证，它的发热还可以是"或已发热，或未发热"，不是说感冒了之后立刻发热的。有可能他已经发热了，有可能还没发热，只要感冒没好，他一定会要走向发热。这是太阳发热，这就是表虚和表实证。所以什么叫作表虚？吹一点风受一点凉，他就发热，这就是表虚。因为他一刮风就怕风怕寒，平时就是个气虚，是太阴病，但现在感冒了，表现为太阳病。

当然还有阳虚的人。阳虚的人发热一定要注意，如果他发烧很严重，可以用桂枝二越婢一汤，要以桂枝汤的基础护他的阳气；当然，一般的情况下也可以用麻黄细辛附子汤。同样都是腹泻，怎么鉴别三阴和三阳？因为太阳病可以腹泻，五苓散就治腹泻，理中丸证也可以腹泻，但是理中丸针对寒多，五苓散针对热多。感冒以后常常出现五苓散证的腹泻，而且发热；而理中丸证的人，他不发热。一个是太阴，一个是太阳，表现就是不一样。

少阳的发热，是往来寒热。这是它的代表热型，但是它还有低热，还有潮热。我们说潮热是阳明病。但是别忘了太阳病有潮热，少阳病有潮热，阳明病有潮热。只是潮热，是阳明病的代表，就是绝大多数潮热是阳明病。但是如果这个潮热，大便溏，小便清，这就不是阳明病。如果大便溏，小便清，胸胁满不去的，这是少阳病，小柴胡汤证；如果脉浮弱的，这是太阳病，桂枝汤证。所以"时发热，自汗出"，是桂枝汤证，这个"时"，落到了下午，太阳偏西的时候，他就是潮热。我们就容易把他当成阳明病，但是患者大便溏，小便可，他就不是阳明病。所以小柴胡汤的发热有3种热型：往来寒热、微热和潮热。

阳明病的特点是但热不寒，他发热的时候是不盖被子的，太阳病才盖被子。

但是要记住，阳明病的但热不寒，有一种情况下是他背心凉，就是白虎加人参汤证，因为他有气虚。因为背心至阳穴是太阴脾气所主，脾虚的人，他的背心温度低，那是白虎加人参汤证。就是说，他出现了背心恶寒，就不是单纯的阳明病，因为有一个气虚在。没感冒的时候，他的背心都凉，脾虚的人背心是发凉的，不是说他发生了白虎汤证，他才发凉。他没发生白虎汤证，他背心也恶寒，也凉。现在出现了白虎加人参汤证了，他只是在白虎汤证的不恶寒基础上，加上了他气虚的背心凉，所以他就表现为又发热，又背心凉，这是第一种特殊情况。

第二种特殊情况，就是白虎汤证初期，几个小时到一天之内，他可以不发热，但是恶寒，这种人容易被诊断为太阳病。就是这样，"或已发热，或未发热"，太阳病还没发热的时候，他恶寒。但是太阳病还没发热的时候恶寒他不一样，他发起烧来还恶寒，而阳明病是恶寒将自罢，他一发热就不怕冷，而且不需要吃发表药，他就不怕冷。这种情况下的阳明病，其实就是个温病，就是叶天士讲的白燥苔的温病，就是我们学望诊的时候讲的，舌头边缘可以看到颗粒状的、针尖状的白苔，那是跑出来的白细胞。他随后就要发热，他舌苔就要变化，如果他舌苔不变化，他是白虎加人参汤证，气虚。这种人最容易被误诊为感冒，比如急性阑尾炎，他就是这个表现。很多急性阑尾炎容易被当成感冒，患者会先吃感冒药的。

另外还讲了阳明病的特征就是潮热，它是阳明病独特的热型。阳明病的潮热，是大便干，小便黄。如果大便溏，小便白，清便自可，它不是阳明病，要么是少阳病的小柴胡汤证，要么是脉浮弱的桂枝汤证，"时发热，自汗出"，只是那个"时"落到了日晡。但是除此之外，它是阳明病的特点。尤其是阳明腑实证。因为阳明腑实证的特点是当他的大便干了，他就开始发潮热了，但是，他的这种大便干伴有交感神经亢进，就是伴有烦躁。实际上发热也是交感神经亢进，体温增加和烦躁，都是交感神经亢进。这个烦躁，首先是烦，心里发烦，然后是躁，很急躁，谵语，说胡话。从烦到躁到谵，都是交感神经亢进，包括这个出汗，这个全身炎症反应综合征，本质就是交感神经亢进去对抗病原微生物。

但是，阳明病的潮热，又分为两种情况，能食和不能食。如果潮热能吃，食欲还可以，但是大便干，这是小承气汤证。如果潮热，不想吃东西了，他的大便已经干结了，形成燥屎，像羊屎一样的，这是大承气汤证。日晡时发潮热，就是下午3—6点，它是阳明当令。阳明经，六经为病欲解时，阳明经在日晡时，所以他到那个时候发潮热。

当然还有一型，就是麻杏苡甘汤证，也是发潮热。但是麻杏苡甘汤证的发潮热和阳明病潮热不一样。第一，他的大便不表现为便秘，没有明显形成燥屎。第二，阳明病发热的时候，都可以表现为一身痛，都表现为肌肉酸痛、疼痛。但是麻杏苡甘汤证的表现除了肌肉酸痛、发热、下午烧得重外，并不带有典型的便秘。有的人便秘，有的人不便秘，但是伴有浅表淋巴结的长大，就是两侧锁骨上、腋下等多处浅表淋巴结的长大，而不是单纯某一个区域的浅表淋巴结肿大。因为麻杏苡甘汤证，或者说传染性单核细胞增生症，是全身的淋巴结反应，这就不是一个阳明病的问题，最大的问题他的舌苔是白腻的，它是一个腻苔。但是我们一般阳明病见不着腻苔，除非是白虎加苍术汤证。但白虎加苍术汤证，也不会见到全身多处浅表淋巴结的肿大。这是一个麻杏苡甘汤证，一般被我们误认为三仁汤证或藿朴夏苓汤证，使得病毒潜伏，以后发生肿瘤。这是和白虎汤证的发热相区别。他就是一个夹湿，实际上严格来讲它是外感夹湿，它是麻黄汤证夹湿。我们说过，日晡潮热，有太阳病，有少阳病，有阳明病。日晡潮热代表性的是阳明病，是白虎汤证、承气汤证，还可以有少阳病日晡潮热，也可以有太阳病日晡潮热。太阳病日晡潮热，一种是脉浮虚的桂枝汤证，时发热，自汗出，还有就是麻黄汤夹湿的，麻杏苡甘汤证，这两个本质上都是太阳病，不是阳明病。

我们说了阳明病的发热，交感神经兴奋，它是个实证。实际上我们交感神经兴奋，它有虚证，属于交感神经虚性的亢进。这种交感神经虚性的亢进，如果表现在白天手足心烦热的，就是气虚的人，就是所谓的气虚生大热。气虚生大热的热都是在白天，要么就是该睡觉没睡觉，午后发作，要么就下午5—6点吃饭的时候发热。如果他一天劳累了，或者说没吃上饭，他就发热，这就是补中益气汤证，就是黄芪建中汤证。这种发热，他不怕冷，他手足是自温的，但是如果气候一凉，他手足就凉了。但是正常情况下他手足是不凉的，只要不是说外面气温低，被风一吹，平时的手足都是自温的。这说明是太阴发热。

少阴有一种发热就是外感以后，"少阴病，始得之，反发热，脉沉者，麻黄细辛附子汤主之"，有感冒的时候是麻黄细辛附子汤证，有表证；有里证的时候是大黄附子汤证，也是用细辛，这是他感受外邪以后的发热，这是第一种情况。

第二种情况就是他的阴虚发热，那是酸枣仁汤证，阴虚发热不睡觉，交感神经兴奋，或者说知柏地黄丸证。

　　第三种情况就是阳虚的发热。少阴病，总体来讲交感神经活性是不足的，"脉微细，但欲寐也"，他是副交感神经兴奋。但是有一型阳虚的人，他是交感神经兴奋，可以用二加龙骨汤，桂枝加龙骨牡蛎汤去桂加附子、白薇，叫二加龙骨汤，这是少阴病的发热。

　　当然，这3种情况都属于少阴病的发热。所以少阴病的代表，它其实是交感神经活性不足的，整天昏昏沉沉的，但是少数是交感神经活性高的。

　　阳虚的人，比如中寒家。中寒家，就是三阴都可以中寒，太阴脾阳虚，理中丸证；还有少阴肾阳虚，四逆汤证；还有厥阴肝阳虚，吴茱萸汤证，都属于中寒家。中寒家发热特点是喜欠，哈欠，副交感神经兴奋。其人清涕出。干姜抑制腺体分泌，吴茱萸也能抑制腺体分泌。如果他发热色和，喜嚏，打喷嚏，过敏性鼻炎，这是三阴的中寒家。什么叫作中寒家？就是"无热恶寒者，发于阴也"。这个人怕冷，昏昏沉沉的，吃不得凉西瓜、水果，吃了就腹泻；这个人手脚冰凉，喜欢打哈欠；这个人鼻水多，老打喷嚏，鼻音重，这些都是三阴阳虚的表现，叫"无热恶寒者，发于阴也"，当然其中也有的人发热，这种人的发热就是我们讲的内伤发热。比如"其人清涕出，发热色和者"，就是说如果是一个人发热，他的涕应该是浊涕，流黄鼻涕。但是他虽然发热，他的鼻涕是清的，过敏性鼻炎，肾阳虚，所以叫"发热色和者"。就是"其人清涕出，发热色和者"，如果他还有点轻度发热，就不是黄鼻涕，它是麻黄细辛附子汤证，他这个发热该用细辛去解热，他是阳虚，过敏性鼻炎。

　　中寒家，就讲这三阴阳虚的人，他本质上是无热恶寒，当然也有发热的。如果说发汗后不恶寒，但恶热，就是表证解了，它不恶寒，变成发热了，它是变成白虎汤证或者承气汤证，这是阳明病。如果说发汗后，他更加的恶寒，不发热了，但是更加恶寒了，他阳虚，为什么？虚故也。"发汗后，恶寒者，虚故也"，那么发汗后病不解，体温已经退了，不该恶寒，但他反恶寒，虚故也。这是阳虚，芍药甘草附子汤证。这就要和太阳病的恶寒相区别。

另外就是浮热汗出的鉴别。浮热汗出既有太阴病、桂枝汤证、桂枝加龙骨牡蛎汤证、黄芪建中汤证，还有少阴病二加龙骨汤证。

其他类型的发热比较特殊。比如少阴动血证，就是尿血的人容易发热，这是第一。第二，羊水过多的人容易发热，这是肾气丸证或者是附子汤证，都是阳虚的发热，都是少阴的发热。

厥阴也可以发热。厥阴的发热，就是厥热胜复、除中或者戴阳。厥热胜复就是休克的患者，休克的患者休克缓解后，他是要发热的。体温不回来，最后体温越来越低是会死掉的。另外在这个厥热胜复之中，它可以出现除中和戴阳。戴阳就是阴阳要离绝，除中就是他的交感-肾上腺髓质系统最后兴奋，做最后一搏，他想吃东西。如果想吃东西，不发热，那就不是除中。如果想吃东西，但发热，又分了3种情况：一种想吃东西发热，回光返照，一晃而过，人死掉了；如果想吃东西，转天还发热的，这是阳气来了；如果想吃东西，发热持续的，这个可能身体有痈脓，现代叫作败血症，是很严重的感染。

还有一种就是年龄50岁左右，傍晚发热的，就是比日晡发潮热时间还稍微晚一点的，大概在那个时候，那个是温经汤证，温经汤证也是阳虚，这是更年期综合征的一个表现。

另外，就是如何去鉴别真寒假热，真热假寒。如果发热想穿衣服的人，这个人是真寒，热是假的。比如，太阳病麻黄汤证发热，他还想穿衣服，这个热是假，寒是真的。比如桂枝汤证或者黄芪建中汤证，或者补中益气汤证，或者二加龙骨汤证，他发热想穿衣服，这些都是寒证，而不是真正的热证。如果是真正的热证，比如白虎汤证的发热，他发热不想穿衣服。如果是阴虚的发热，比如知柏地黄汤证，真的有热，哪怕它是阴虚导致的热，他都不想盖被子。

如果说这个人"身大寒，反不欲近衣"，就是一般人怕冷的时候，他是想穿衣服的，不管是麻黄汤证想盖被子，还是四逆汤证他也想盖被子，他们是真的寒。不管是外寒还是里寒，麻黄汤证是感受到外面寒邪，四逆汤证是里寒，都是想穿衣服盖被子。如果他不想盖被子，这个寒，是一个严重感染所导致的休克，是个热休克，是个白虎汤证，是"寒在皮肤，热在骨髓"，这是严重的炎症反应导致的休克。这个时候其实他是热证，张仲景又在进一步去解释"发热恶寒者，发于阳也；无热恶寒者，发于阴也"，对上面一条做进一步的解释，让我们有更深的理解。

另外还介绍了痈证。"诸浮数脉，应当发热，而反洒淅恶寒，若有痛处，当发其痈"，如果出现浮数脉，不发烧就不该出现数脉，他反而怕冷，有固定痛处，这是痈证，这是要发痈。等成痈以后，随后他又发热，过两天，他又发热。比如，慢性阑尾炎的大黄附子汤证。又如，"腹无积聚，身无热，脉数，此为肠内有痈脓，薏苡附子败酱散主之"。

还有一种发热叫作瘀血发热。瘀血发热又分两型。自己觉得烧，但是脉搏不数，体温不高，烦满。烦是烦躁，满是"腹不满，其人言我满"，其人言我满，他觉得腹胀，一摸腹压很低，不胀。这种人的烧，它是瘀血引起的。还有一种就是真的发烧，体温真的升高，大便不解，还喜欢吃东西。大便不解，有不想吃东西，或能食，或喜饥这3种情况。大便不解，不想吃东西，这是大承气汤证。大便不解，能吃东西，这是小承气汤证。大便不解，还喜欢饿，喜欢吃东西，食欲增加，这是抵当汤证，是瘀血。这是在讲瘀血方面的特殊情况，瘀血属于太阳病，太阳蓄血证。可以说是阳明蓄血，也可以说是太阳蓄血。

总的来讲，这就表现了一个基本的规律，三阳发热恶寒，三阴无热恶寒。三阴的发热，内伤发热。所以通过这一个基本的原则大家去辨别"病发于阳、病发于阴"。只有辨别出病发于阳，病发于阴，才能够进一步辨别出病发何经，然后才谈得上阴阳自和，才谈得上圣度，才谈得上最高级的治疗方法。如果都辨不了病发于阳，就定不了太阳经。如果定不了太阳经，就找不出太阳和少阴的关系。

所以第一个先辨阴阳，大家辨出了三阳，再说太阳、少阳、阳明；辨出了三阴，再说太阴、少阴、厥阴。

病发于阳，病发于阴，关键是"**发热恶寒者，发于阳也；无热恶寒者，发于阴也**"。如何去理解发热恶寒病发于阳，如何去理解无热恶寒病发于阴？如果病发于阴，有没有发热；病发于阳，有没有恶寒，有没有无热的时候？大家要深刻地去理解，真正而深刻地去理解三阴和三阳。

第七章　聚类法中·辨病发何经（一）

讲完了病发于阴、病发于阳，然后我们来讲病在何经（彩图11）。三阳就是太阳、少阳、阳明，它的特点是什么？太阳脉浮、少阳脉弦、阳明脉大。太阳发热恶寒、少阳寒热往来、阳明但热不寒。太阳头项强痛，少阳口苦咽干目眩也，阳明胃家实是也。所以太阳在头、少阳在喉、阳明在胃，这是三阳。大家看，太阳在头，头痛项强，就是上呼吸道感染，鼻咽部，在鼻腔。随后发生咽部的链球菌感染，就到了少阳。再往下，到了胃、到了肺，就进入了阳明。三阴，太阴是浮、缓、大的脉，核心是弱，"**太阴为病，脉弱**"，不管他浮也好，缓也好，大也好，一定弱，没有力气。少阴是微细脉，少阴的脉是微脉，比弱脉还要没有力气，脉弱但跳得很清晰。厥阴是脉细欲绝，就是摸着没有根，但他的至数不是很清晰，至数都不好数，那就到厥阴了。太阴是手足自温，手脚不凉。少阴和厥阴，手脚都凉，只不过中医说的少阴四逆，厥阴厥逆，厥阴比少阴凉得更多一些，其实我们一般也不这去判断。什么叫凉的多，凉的少呢？又说要看过不过肘，过不过腕，过不过踝。实际上临床时没有这么判断。临床上判断，就是阳虚的人见肝经的症状，那就是疾病到了厥阴。

太阴病，是自利不渴，就是说太阴腹泻、便溏的人，他一定不会出现口干，为什么？因为这种人如果用了干姜，就会口干，就不合适。干姜抑制腺体分泌，可以治疗腹泻。但是，这种便溏的人口不干，太阴病也有不便溏的。如果是便溏，他的口是不干的。而少阴病便溏，他是口渴的。这个我们叫作自利而渴，他这边大便稀溏，水分吸收减少了，这个时候他口渴。而厥阴是消渴，这个消渴比如夜间起来喝水，晚上放个水瓶在床头，这就是厥阴病。太阴病还有腹满而吐，少阴病还有但欲寐，厥阴病还有气上冲胸这些症状。

如何去鉴别三阳的每一条经，说起来很简单，做起来很复杂。

它的复杂性在于：一定要读懂六经为病脉证提纲，然后结合六经为病欲解时，就能够比较准确地判断疾病在哪一条经。实在判断不了，就用排除法，只要他在阳，不在太阳，就在少阳，或在阳明。只要把少阳、阳明都排除了，它就在太阳。

那么，我们现在来讲六经为病脉证提纲，如何结合六经为病欲解时，让大家去理解、去判断这个疾病究竟是在太阳经、少阳经、阳明经、太阴经、少阴经，还是厥阴经。六经为病脉证提纲一共只有6句话，这6句话，如果要想把它读懂，需要很长的时间。这6句话里面蕴藏的信息非常丰富。

脉证提纲：

（1）太阳之为病，脉浮，头项强痛而恶寒。

（2）少阳之为病，口苦、咽干、目眩也。

（3）阳明之为病，胃家实是也。

（4）太阴之为病，腹满而吐，食不下，自利益甚，时腹自痛，若下之，必胸下结硬。

（5）少阴之为病，脉微细，但欲寐也。

（6）厥阴之为病，消渴，气上撞心，心中疼热，饥而不欲食，食则吐蛔，下之利不止。

一共就上边这6句话，但是能够深刻地理解好是很难的。这6句话我们一个字一个字地给大家讲，帮大家抠出来，去理解、去辨别这个病究竟是在太阳经、少阳经、阳明经，还是在太阴经、少阴经、厥阴经。

第一节　太阳病

一、脉证提纲

我们首先讲脉证提纲。先说太阳经："太阳之为病，脉浮，头项强痛而恶寒。"

（一）浮脉

第一条，在讲太阳之为病的时候，讲了第一个重要的辨病，叫作浮脉。我们说，在《伤寒论》里面讲到了几条："太阳之为病，脉浮。""伤寒脉弦细，头痛发热者，属少阳。""伤寒三日，阳明脉大。"所以，从脉上讲，浮脉属太阳，弦脉属少阳，大脉属阳明。

我们的脉是桡动脉，是一根血管，这个血管位置是很高的，我们轻轻一按就有的，叫浮脉。这个血管在指下是很宽的，我们叫作大脉。这个血管很长，又像张力很大，如按琴弦，按不断，就显得很长，那就是弦脉。也就是我们摸到血管的长、宽、高，就是我们的浮、大、弦。而血管里面血流的强度，就是反映我们心输出量的强度，就是我们的太阴、少阴、厥阴。而血管本身的长、宽、高，就相对应于太阳、少阳、阳明。血管里面的血流强度就相对应于太阴、少阴、厥阴，所以太阴脉弱，少阴脉微，厥阴微细欲绝。厥阴脉微细欲绝，这是反映了心输出量。而我们的血管本身的位置，轻取即得，那叫浮；然后，指下很宽，那叫大；由于血管张力增加，摸着感觉脉体很长，张力增加如按琴弦，按不断，一般一按就断了，所以就显得脉位很长，那叫弦。

所以，"太阳之为病，脉浮"，就把一个很重要的、诊断太阳病的标准给归纳出来了。那么这个浮脉是不是肯定就是太阳病呢？不见得。因为脉浮可以是太阳病，也可以是太阴病。太阴病的脉表现为浮、大、缓、虚，就是没有力气的脉，"太阴为病，脉弱"，可以表现为一个浮脉，就是脾虚的人是浮脉。我们讲气虚生大热的人、有浮热的人，这种气虚的人，他的脉搏容易浮，但是表现为浮而无力。就像桂枝汤证，脉浮弱，是太阳表虚证。实际上太阳表虚证的人，他也是个脾虚的人，脾虚容易发热的人他的脉就浮，但是浮而无力，这是第一条，脉浮。

第二条，有一分脉浮就有一分表证。只要他脉浮，表证就没解。

浮脉的出现是机体发生病毒感染以后，肾上腺素分泌增加，而肾上腺素使机体的脉搏变得更加表浅，肾上腺素分泌增加会使人体外周的浅表动脉靠近皮肤。因为他随后要发烧，通过出汗带走血液里面的温度，降低体温。外感之后要发热，发热需要出汗，通过出汗带走血液里面的温度，就能降低体温。所以他的脉搏要靠近体表，就是他的浅表动脉要靠近体表。肾上腺素分泌增加，这个人的脉搏就浮，肾上腺素分泌水平不够，他的脉搏就沉。少阴病的脉就是沉而无力，少阴病脉沉迟那叫微细沉迟，这是少阴病的脉。微细沉迟的脉，沉而无力的脉，就是肾上腺素水平低。由于肾上腺素水平低，心输出量减少，外周循环不好，手脚就冰凉。所以，只要他的脉还浮，他的肾上腺素分泌的量还是增加的，就说明这个表证没解，即有一分浮脉就有一分表证。当然我们要排除太阴脾虚的人那种浮脉。太阴脾虚的人，会有一阵阵地浮热，热一上来之后脉就浮了，热一下去，脉又沉下去了，中医叫气虚生大热，为黄芪建中汤证，或者说桂枝汤证。"时发热，自汗出"，或者说黄芪建中汤证，或者桂枝加龙骨牡蛎汤证，或者说补中益气汤证。

所以说："太阳之为病，脉浮，头项强痛而恶寒。"浮脉就是太阳病的一个特殊的脉。

如果摸着他的脉浮，那么，这个病可以考虑，究竟祛邪需不需要使用发表的办法来治疗。这个脉浮见于很多种情况，如过敏性疾病、湿疹等，他不仅是一个感冒的问题，在内科，很多疾病都可以见到浮脉，只是我们对这些疾病没有去体会，也就不知道这些病都可以用汗法去治疗。

太阳病应该是个浮脉，如果它的脉不浮，有可能是这个太阳病好了，也有可能是这个人阳虚。阳虚的人，肾上腺素水平低，他感冒了以后，脉应该浮，但他浮不起来，因为少阴病的特点是脉沉迟细微。如果一个肾阳虚的人，他感冒以后，很可能就是一个沉脉，因为他的肾上腺素分泌水平很低，所以他的脉就沉。正常人一感冒，肾上腺素分泌水平一上来，他脉就浮。但是如果他肾阳虚，肾上腺素水平低，感冒以后脉就不浮。感冒以后脉当浮而不浮，说明这个人肾阳虚，只有一种情况不是肾虚，"**发汗后，身疼痛，脉沉迟者，桂枝加芍药生姜各一两，人参三两新加汤主之。**"就是表现为一身疼痛。感冒了，有的人表现为一身疼痛，他的脉是一个沉脉，这种人可能不是肾虚，可能是桂枝加芍药生姜各一两人参三两新加汤证，是脾虚。但是，一般感冒以后脉不浮的都是肾阳虚。这是第一。第二，脉浮都是太阳病。要记住哪种情况下不是太阳病，就是这个人有浮热，他可以不是太阳病。他这个浮热最多见的是气虚生大热，一阵阵发热的太阴病。也可以见于虚劳浮热汗出的少阴病，就是他发热的时候脉就浮起来了；还有一部分表现为潮热，下午才发热的阳明病，他发热的时候脉浮起来了。但是，我们原则上认为浮脉就是太阳病，浮而没有力气的脉，有可能是太阴病，他一热的时候，脉就浮起来了。极少情况下见于定点到下午3点、5点发烧的，那个时候他的脉显得浮，或者说肾阳虚的热一起来的时候脉就显得浮，这后面两种情况非常少见。所以看着浮脉，基本上我们就可以确定他就是一个太阳病。有一分浮脉，就有一分表证，只要脉还浮，表证就没解，这个患者转天还会出现头痛、鼻塞。

（二）头项强痛

第二条叫头项强痛，就是说太阳病既可以头痛，还可以项痛。项是脖子。我们的脖子叫颈项，脖子的后面就叫作项，前面叫作颈。头项强痛就是头和脖子的后面痛，怎么个痛法？强痛。什么叫强痛？肌紧张，即出现颈背部的肌紧张。也就是说，头项强痛也是太阳病。太阳病不见得就有感冒，没感冒的头项强痛也可以是太阳病。比如颈椎病，就是头项强痛，用葛根汤发表，大部分都有效。

颈椎病还有区别，如果颈椎病的位置比较高，在寰枢关节，这上面的颈椎痛，往往是气虚的人多，中气下陷，不能够支撑大脑。这就是《金匮要略》讲的头重如举。头重不举，多卧少起，为黄芪建中汤证。这种颈椎病的特点是：坐久了犯颈椎病，睡一觉就好了；坐飞机犯颈椎病，坐头等舱躺着就没事。他那个头项强痛，一般是在第1、第2颈椎有问题，因为第1至第3颈椎位置都比较高。如果在比较低的颈椎出现问题，就是靠着脖子和肩部的，就表现为头项强痛，项痛很明显，这个一般都是葛根汤证。所以，太阳病不见得是感冒，也可以是颈椎病，颈椎病一般都是葛根汤证。

　　头项强痛，指头痛、项痛，所以叫头和项，这个痛是强痛。强和痛是两个意思。强就是项背强几几，转侧不利，肌紧张。痛是疼痛。头是头，项是脖子的后面，叫作项，也叫头项强痛。所以太阳病可以表现为头痛、项痛，可以表现为痛、强，所以叫作头项强痛。如果说表现为项痛的，那么他是一个葛根汤证。人体脖子后面是风池、风府穴，归太阳经所主。那么，如果说他是一个葛根汤证，当然这个头项强痛可以是太阳病，也可以是少阴病，太少两感证。就是说这个颈椎病可以经感冒诱发，他吹了风，颈椎病犯了；也可以没有感冒。没有感冒，他出现头项强痛，他是一个颈椎病，是一个肾阳虚，我们叫作太少两感证。他头项强痛，就是一个太阳病，但是它的本质是什么？颈椎属于督脉，督脉的这个椎体出现问题了，他肾阳虚，督脉通于少阴，可在葛根汤里面加附子，加狗脊、骨碎补、补骨脂，就可以治疗颈椎病。为什么葛根汤加附子？葛根汤有麻黄，有甘草加附子，那就是麻黄附子甘草汤，太少两感证，加骨碎补、补骨脂、狗脊，治督脉上的病。另外，颈椎病，还有气虚的人。因为人体直立行走以后，血液是往上走行的。一定要记住，这是人和动物的一个很重要的区别。单纯从生理上讲，狗是爬着走，人是立着走，所以狗是向前长，人是往上长。因此有很多生理器官都发生了变化，比如上半身的血供困难，就要克服地心引力。其中有一部分人头颈部的血供不好，容易发生脑血栓、脑供血不足、脑萎缩。颈部的血供不好，他出现颈椎病，表现出头项强痛。这种人久坐以后颈椎病容易犯，坐飞机坐头等舱才行。就是这种人，他的这种头项强痛，往往是第1到第3颈椎更明显，会出现偏头痛。那这种人是补中益气汤证，吃上补中益气丸，他的头项就舒服。还有一个办法就是睡觉，坐久了躺下，睡一觉起来他头项强痛也能缓解，所以头项强痛不见得一定是太阳病，也可以是太阴病，还可能是少阴病。

如果是少阴病，他是太少两感证，可以太阳、少阴同治。但是绝大多数的头项强痛都是太阳病，尤其是头痛还伴随胳膊痛，因为项后面连着胳膊。当然，由于是督脉上的病，我们要考虑到少阴，就是说这种情况还要考虑到补肾的问题。这是说的关于太阳病的头项强痛的问题。

当然，他的头项强痛还要和少阳病相区别。少阳病常常出现单侧的项痛和头痛。举个例子，右侧肩井穴是我们胆囊炎的反应点。就是说在胆囊炎有炎症活动的时候，它会牵涉右侧肩井穴，导致牵涉痛，会出现右边的肩部、脖子不舒服，出现一侧疼痛。因为这个地方和胆囊是同一个体节，在胆囊犯痛的时候这里会出现疼痛，不舒服，强、酸、胀。这个不是太阳病，这个是少阳病，是柴胡桂枝汤证。这是胆囊炎犯了，与那个头项强痛要区别，这是第一点。第二点，就是这种太阳病有一个特点：他出门就要戴帽子，不戴帽子就感觉吹得后脑勺痛，不围围巾就脖子痛，这个人就有太阳病。他就要用葛根汤，或者葛根汤加附子，还要加补骨脂、骨碎补。大家看，有的人出门一定是用围巾把这个脖子缠得死死的。有一年冬天我去电视台录像，电视台录像的那个地方好阴森。那是个大场馆，场馆里没人，录完我就打车回家了，后来，我就开始脖子痛，所以我戴上围巾了。我以前也是个太阳病，我肾阳虚，是这两年吃药把体质纠正过来了。反正出去要这样把自己裹起来，或者是要戴个帽子，怕吹着后脑勺的，都是太阳病。

（三）恶寒

第三条是恶寒、怕冷。怎么个怕冷法？"有一分恶寒，便有一分表证"，感冒的人只要他还怕冷，他的感冒就没好。发完表以后不该怕冷，但是他还怕冷，有两种情况：第一种情况发表不彻底；第二种情况，"发汗后，病不解，反恶寒，虚故也，芍药甘草附子汤主之。"就是发完汗以后他还怕冷，有可能是发表不彻底，也有可能是发表彻底了，但是这个人阳虚。阳虚发完表以后他反而怕冷，因为他本身就阳虚，机体的能量代谢跟不上，那么就用芍药、甘草加附子。因为已经发过汗了，之后用芍药敛阴、附子温阳。他这种发完汗以后的怕冷，感冒已经好了，但是，他的阳虚没好，因为他本身就是阳虚的人。所以说"有一份恶寒，便有一份表证"。发完汗以后发表，发表透彻了，就不该恶寒。如果恶寒，要么表证还没有彻底好，要么有可能这个人是个阳虚的人。

感冒之后，有一份恶寒，便有一份表证。除非是阳虚的人没有给他温阳，也就说是肾阳虚的人大家用了麻黄汤，没有用麻黄附子甘草汤，发完表以后这个人会更冷，该用芍药甘草附子汤再给他吃。有可能他表证已经解了，但是这个时候他阳虚加重，要用芍药甘草附子汤，就这么一条作为太阳主证给大家鉴别。

二、太阳温病

关于太阳病的脉证提纲，再给大家补讲一条。大家看这个图（彩图12），是不是太阳病？因为他苔腻。一个人感冒了，脉浮，头项强痛，发热恶寒，那他就是太阳病？记住！除非这个小孩子体质是血分有热的，太阳病，不该见芒刺（彩图12）。舌上一个一个像针尖样的、红色的就是芒刺。这个芒刺就表示这个病毒直中血分或者发自营血分，这是温病，不是伤寒！所以大家以后看流行性感冒（流感），和我们普通的感冒，就能区别开。所以这个人可能不是普通感冒，可能是流感，是一个传染病。其实也可以说是太阳病，因为张仲景说了，太阳病有伤寒，有中风，还有温病，这个是温病。只是不是我们所理解的太阳病，他的症状应该是温病的流感样症候群，比如就是用了干扰素的表现。

（1）脉浮：肾上腺素。

（2）流感样综合征：干扰素（发热、头项强痛）、肾上腺素（恶寒）。

（3）体温调节中枢与自主神经功能紊乱：发热（中枢）、汗出（交感神经）。

如果看过肝脏病就知道，病毒性肝炎用干扰素，用完干扰素之后患者就表现为"太阳之为病，脉浮，头项强痛而恶寒"。这个脉浮是肾上腺素分泌引起的，头项强痛而恶寒，那是干扰素引起的。为什么会干扰素分泌增加？因为他病毒感染，西医叫作流感样综合征。他不见得是感冒，他有可能是流感，也有可能是其他病毒感染，是其他传染病毒的前驱期，但是它和太阳病的区别在于：太阳病一开始不会见到芒刺舌。

三、太阳发热

太阳病的脉证提纲里面没有发热。"太阳之为病，脉浮，头项强痛而恶寒。"为什么没有发热？因为桂枝汤证是时发热、自汗出，他是一阵阵地发热。而麻黄汤证是或已发热，或未发热，就是说感冒刚刚开始是不发热的，随后发热，发完烧吃完感冒药之后，他不烧了，不烧了不见得就好了。看他的脉还浮不浮，还恶不恶寒，如果他脉还浮，还恶寒，感冒就没好，转天还会发烧，所以就叫或已发热，或未发热。也就是说这个发热在太阳病里面会出现，但是出现的时间是不定的，所以在太阳病的脉证提纲里面是没有发热的。

四、太阳内伤

太阳病不仅是感冒，很多内伤疾病出现"脉浮，头项强痛而恶寒"，也都可以得出太阳病的诊断，他都没有发热。多囊卵巢综合征常常表现为葛根汤证，有发热吗？颈椎病有发热吗？他不是感冒，也表现为太阳病，他就可以没有发热。很多过敏性疾病可以通过疏风治疗，他有发热吗？不见得有。

所以太阳病的脉证提纲总结起来："太阳之为病，脉浮、头项强痛而恶寒。"大家一定要把这一条理解透，"头项强痛而恶寒"，这个恶寒，除了有一分恶寒就有一分表证，可以见于感冒，也可以见于过敏性鼻炎，很多过敏性鼻炎是怕冷的，一受冷，一受风，一吹过敏性鼻炎就犯了，这就是太阳病。荨麻疹怕冷不？冷性荨麻疹，受凉刺激发生冷性荨麻疹，就是太阳病。一受凉刺激的咳嗽为麻黄附子甘草汤证，这也是太阳病，太少两感证而已。乳腺增生、手脚冰凉、肿瘤又长在皮下，它也是太阳病，不外乎还有激素的问题，少阴病，太少两感证而已。大家会发现，很多病出现的恶寒都可能和太阳病有关系，并不是单纯的感冒问题。

五、小结

总的来说，"太阳之为病，脉浮、头项强痛而恶寒"，这是对太阳病最基本的一个判断。

比如一个乳腺增生患者出现恶寒，但是乳腺增生脉不浮，不符合太阳病。不符合太阳病，我们为什么用阳和汤？为什么要用麻黄、肉桂或者桂枝？阳和汤有麻黄、肉桂、桂枝，可以用肉桂，可以用桂枝，麻黄、桂枝、甘草。患者不咳嗽，没用杏仁，有肿块，把杏仁变成了白芥子。乳腺增生，脉不浮，说明这是太少两感证，还有少阴阳虚，所以阳和汤里面有熟地、鹿胶。就是因为患者应该脉浮，但却不浮，说明有阳虚！

肾病综合征，肾小球肾炎，很多都是太阳病。所以不要把太阳病就当成感冒！

再比如更年期综合征，患者一阵阵地潮热，热一潮，脉就浮了，然后就开始发热、出汗，可以用桂枝汤。更年期综合征是个虚证，当然得用桂枝汤，它表虚一阵阵地潮热、出汗，那桂枝汤效果好吗？不一定！有的有效，有的无效。因为更年期综合征是性激素撤退了，单用桂枝汤解决不了性激素的问题，应该用桂枝汤加菟丝子、枸杞子、补骨脂，我们给补充性激素，但也不一定就有效。因为患者雌激素水平低了，这种人常常低钙，低钙就容易烘热，桂枝汤加菟丝子、枸杞子、补骨脂，再加龙骨、牡蛎补钙。这更年期综合征就容易出现一阵阵地脉浮，一下子潮热，"时发热，自汗出"。脉浮，就是太阳表虚证，也就是桂枝汤证。明明是表虚证，为什么用桂枝汤不见效？用桂枝汤有的有效，有的无效，患者是太少两感证，有少阴的肾虚，肾精亏虚。激素水平低了，菟丝子、枸杞子、补骨脂加进去。如果有的人腿抽筋，低钙，低钙就烘热汗出，加龙骨、牡蛎各30克。

　　大家看，这个太阳病的思想，要真把它学会，不是说就看个感冒的问题，它还涉及好多其他疾病。

第二节　少阳病

一、脉证提纲

　　现在我们讲少阳病的脉证提纲，"少阳之为病，口苦，咽干，目眩也。"少阳病的特点是"但见一证便是，不必悉具"，这是少阳病比较独特的情况。就是少阳病只要见了一证，就可以考虑从少阳病去治。这3条，只要见一条都可以从少阳病去治。

（一）口苦

　　第一条，口苦。口苦是少阳病的独证，只要见着口苦，就可以从少阳病去治。

　　产生苦味的这个味觉，有两个原因。第一个原因，胆汁反流。人体消化道里面分泌的胆汁，在十二指肠壶腹部进入小肠，如果出现反流病，那么胆汁反流到了胃，然后从胃再反流到食管，刺激到舌根，就会产生苦味。因为这个苦味的味蕾在舌根，所以大家知道，舌根产生苦味的主要味觉就在那里。那么什么时间胆汁容易反流来刺激到我们的舌根？主要是我们躺平时。晚上睡觉躺平了，重力失去之后，出现胆汁由十二指肠反流到胃，由胃再反流到食管，食管反流到舌根，就会产生口苦。那么口苦什么时间最容易发现？早上。早晨起来的时候就会出现口苦，早晨那个卯时，我们中医说的是少阳经所主。少阳经所主的这种胆汁反流，主要见于早晨。所以晨起出现口苦，那是少阳病。

第二个原因是胆红素升高。因为血液里面含有胆红素，那个胆红素就苦。胆红素就是胆汁里面的东西，它在血里面有，机体解毒最后产生的是一种毒素。这种毒素通过口腔的血管刺激味蕾，产生口苦。但是很多说口苦的人没有黄疸，化验胆红素大于12微摩尔/升就是胆红素升高；大于标准值两倍，才会出现显性的黄疸。一般人的胆红素基础值可能就低，有的人才3微摩尔/升、5微摩尔/升，只要胆红素有轻度的增加，哪怕是在正常值范围内，就会出现口苦，这个时候没有黄疸。但如果平时胆红素只有3微摩尔/升，然后你喝了酒，今天变成了8微摩尔/升，你就会觉得口苦，因为你血中的胆红素比平时增加了，它刺激味蕾，就可以产生口苦的感觉。这种胆红素的增加是没有黄疸的，就是说正常值的一到两倍是隐性黄疸，两倍以上才会显性黄疸。基础值很低时，即使一倍以下，在正常值内，他都可以口苦。那这种胆红素的增加哪里最敏感？是皮肤，当你都可以看到黄疸的时候，那就已经是两倍以上了；其次是巩膜，眼睛隐约有点发黄；再其次是哪里？是舌头，口腔上腭的黏膜或者舌底。让患者把舌底卷起来，看舌的时候舌头卷起来，如果你发现他舌底黄，说明这个人有少阳病。我不知道大家有没有注意观察，这个人有少阳病，胆红素可能轻度增高，西医化验单也是正常的，因为正常上线是12微摩尔/升，如果他平时是3微摩尔/升，现在变成了6微摩尔/升，化验单还是正常的，但是他和自己相比已经升高了，他就会产生口苦。所以大家记住：最常见的就是胆汁反流和胆红素升高，会出现口苦！

当然也有可能有心理疾病。我见过一个患者告诉我他嘴唇苦。

嘴唇会苦吗？不会苦，他是个抑郁症。实际上是他心头苦，不是嘴唇苦。所以，口苦就是少阳病的一个独证。但凡见着口苦，从少阳去治就会好。但是人家说，这样说不对，比如我口苦的时候用黄连也有效果！要知道小剂量的黄连可以促进胃的蠕动，能够减缓胆汁反流。有的人用了是有效的，但是总的来讲口苦，从少阳去治没有问题。当然从少阳去治就不仅是小柴胡汤的问题了，比如他可能是肝郁脾虚，你要疏肝健脾；还有可能大便不好，大便不好肠腹压高了，导致胃内的压力高，从而引起胃食管反流，就要去通腑，用大柴胡汤，就不见得都用小柴胡汤。因为少阳病的范围很广，不见得就是用柴胡、黄芩、小柴胡汤。

（二）咽干

第二条，咽干。咽干要记住："太阳在头，少阳在喉，阳明在胃。""阳明之为病，胃家实是也。"如果这个人仅仅是鼻咽部、头项强痛，那是太阳病。如果这个人嗓子痛了，那是少阳病，继发了链球菌感染。如果这个人出现胃的症状了，或者说出现肺炎了，那就是阳明病。我们后面要讲："阳明之为病，胃家实是也。"所以我们说："太阳在头，少阳在喉，阳明在胃。"说明他的病位越来越深。

咽喉是少阳病的独证。咽喉也就是说我们讲的枢机，那么见着咽喉的症状就可以从少阳去治。但是咽喉又不仅是少阳病的问题，"一阴一阳结，谓之喉痹"，一阳是指少阳，一阴是指少阴，咽喉既有少阳的问题，也可能有少阴的问题，所以我们出现咽喉的不舒服，小柴胡汤要加细辛，麻黄细辛附子汤要加黄芩。这是我们治疗咽喉病的经典配伍。我自己最经典的配伍是细辛配黄芩，细辛是少阴经，黄芩是少阳经，侯氏黑散就是细辛配黄芩。这是张仲景的方法，不是我独创的，我只是把他的观点给大家提炼出来了。我们治疗咽喉疾病效果比较好，其中有一个配伍方法就是细辛配黄芩！而且很多的伏邪发作的时候，都会表现为咽喉的症状，比如狼疮。狼疮急性发作，首先是嗓子痛，就是升麻鳖甲汤讲的咽喉痛，然后狼疮急性发作，发自少阳。那么是不是除了少阳和少阴就没有其他经可以影响咽喉？也不见得，比如胃食管反流病，它可能有阳明的问题，这个腹压高了，痞满燥实坚，大便不解，腹压高了导致食物反流；也可以有太阴的问题，比如消化不良，腹部产酸、产气多；咽喉局部还有可能出现血供不好，咽部总是感觉有异物，这些情况都可以出现。但是，咽喉最具特征的"一阴一阳结，谓之喉痹"，就是少阳和少阴，最最特征的就是少阳，哪怕它是少阴，都可以加黄芩。这是麻黄细辛附子汤经常加黄芩的原因，它是少阳病的一个独证，即便把它定位在少阴，这个人阳虚，用麻黄细辛附子汤都可以投9克黄芩，加味麻黄细辛附子汤就是这么来的。

（三）目眩

第三条，目眩。目是指眼睛，眩是指头昏。所以少阳病是眼科的一大证。

眼科使用少阳病的方子非常多，就是说：只要见到这个人目眩，比如红眼病，感冒以后，只要出现红眼病，就可以定在少阳经。与目眩类似的青光眼，也可以定在少阳经。不外乎感冒以后的红眼病，它表现为风热病，而青光眼，它有夹湿，房水循环不好——柴苓汤证。也可以有巩膜的出血，或者是眼底的出血，看东西不清楚。

再比如视网膜剥脱，也应用侯氏黑散。这都是少阳病的方，所以说如果一个人视网膜剥脱，他表现为气虚，可能会给他开补中益气汤，也可能会开四君子汤、六君子汤，但是效果不好，处方很不直接。如果你知道目眩是少阳病，用侯氏黑散，40克菊花，9克黄芩，然后再来点桂枝、茯苓、白术、人参、黄芪等，还可以把干姜炮成姜炭，3剂药下去，他的视力就会改善，立竿见影。如果肾虚，可能会补肾，用六味地黄丸之类。其实应该用侯氏黑散的架构，菊花配黄芩加六味地黄丸，就是杞菊地黄丸，但是杞菊地黄丸，菊花一般开10克。记住，40克菊花，就是侯氏黑散的配方，它对肾虚型的视网膜剥脱，效果很好。抓住它的特点：少阳病。在少阳病的基础上，这个视网膜剥脱，要么合并太阴，要么合并少阴。少阳病是他的急性病，他现在视网膜剥脱，目眩，它就在少阳，但是他有内伤，他要么有太阴气虚，这个视网膜剥脱下去了，要么有少阴肾虚。你抓住少阳病，40克菊花，9克黄芩。太阴病给他上桂枝、茯苓、白术、人参、姜炭。姜炭是炒炭止血，为什么要桂枝、茯苓、白术？他视网膜剥脱，下面有液体潴留，剥脱的视网膜，像一个个裹着的包在里面，里面都是水。茯苓、白术、桂枝能够利水，又能健脾。要么就在这个基础上合上枸杞子、六味地黄丸，因为牡丹皮、茯苓、泽泻能够利水，能止血。如果能够知道它是个少阳病，那么辨病的处方效果是立竿见影，非常直接。如果把它辨在少阳病，开杞菊地黄丸，只开10克菊花，效果就不好，因为处方的作用不够强！所以要记住，"**少阳之为病，口苦、咽干、目眩也。**"

青光眼的房水循环障碍，大家知道用五苓散，但是知不知道目眩是哪种病？目眩不是太阳病，不该用五苓散。目眩是少阳病，怎么会用五苓散？但是五苓散有效，那青光眼有房水循环障碍，不用五苓散应该用柴苓汤，这才立竿见影。青光眼也是个身心疾病，情绪刺激时，青光眼就容易发作。《黄帝内经》说："三焦者……入络膀胱。"那个五苓散治疗膀胱蓄水，通调水液，要疏通他的液道。所以目眩是少阳病。

口苦，很多口苦是气虚的，脾虚的。比如慢性肝炎，口苦、脾虚，六君子汤效果不好，应该是逍遥散、柴芍六君子汤，他是个少阳病，而不是六君子汤证。你首先把他辨成少阳病，少阳病合并脾虚，合并了太阴，应该疏肝健脾。"**见肝之病，知肝传脾，当先实脾**"，应该开逍遥散、柴胡桂枝干姜汤，而不应该开六君子汤。这样的处方才最直接、最有效。这就是为什么要辨病，而不能单纯地辨证。

咽喉干燥，咽干，可以是气虚，中气下陷就可以导致咽干。我们就叫作"中气下陷，九窍为之不利"，李东垣讲的补中益气汤，不完全有效。如果在补中益气汤基础上合上小柴胡汤，它的效果更直接。

这就是把辨证和辨病结合起来了。

如果患者视网膜剥脱，你辨出证来，你开上了六君子汤，那个效果很慢，患者眼睛要瞎的、很严重的！几剂药就要让他视力明显得到恢复——应该用侯氏黑散，他是少阳病，气虚补气，那是证的问题，那是他三阴虚的问题。所以我们强调"辨病发于阳，病发于阴"，其实很多时候他是阴阳同病，他那个视网膜剥脱，是一个急性病，但是背后有他体质的原因！

二、补充条文

重订259. 伤寒，脉弦细，头痛，发热者，属少阳。（265）

重订259. 少阳不可发汗，发汗则谵语。此属胃，胃和则愈；胃不和，烦而悸。（265）

弦脉：浮在太阳，大在阳明，弦在少阳。

血管张力：弦、细，有力，肾素-血管紧张素活化。

这是"少阳之为病，口苦、咽干、目眩也"。除了"少阳之为病，口苦、咽干、目眩也"，少阳的脉证提纲还有几个补充。

（一）脉弦细

"伤寒，脉弦细，头痛，发热者，属少阳。"先说这个脉弦细，弦是血管的张力增加，它是"端直以长，如按琴弦"，其实就是血管壁的张力增加。因为血管壁张力不增加的时候，我们按一部，轻轻一按就掉下去了。但是在张力增加时，轻轻一按，还掉不下去，还是完整的寸、关、尺，就像完整的琴弦一样，就叫"端直以长，如按琴弦"，这叫弦脉。出现弦脉说明血中肾素-血管紧张素-醛固酮系统活化了，是血管紧张素造成的。人体有个系统叫肾素-血管紧张素-醛固酮系统，之所以少阳病容易夹湿，是因为血管紧张素会导致醛固酮分泌增加，水钠潴留就会出现夹湿，少阳病夹湿的很多。我们前面讲到柴苓汤，小柴胡汤合五苓散就是少阳夹湿证，那这个血管紧张素是肝脏分泌的，然后被降解为血管紧张素Ⅰ，血管紧张素Ⅱ，它使血管收缩。血管一收缩脉就弦。管壁张力增加，如果管腔里的溶液很多，他就是一个弦脉。如果管腔的溶液不够，张力一增加，血管就收缩了，就表现为细脉。这个细是又弦又细，如果血管里面的这个液体还可以，脉不细，但是管壁张力一增加，它就细了，就是细而有力的弦细脉。

有的人是血管里面的液体不够，所以脉变得细，那个是阴虚。"少阴之为病，脉微细，但欲寐也。"少阴病的脉微细，那个细脉，它是管腔里面的溶液减少，相当于我们一般讲的阴虚。微是阳微，细是阴细。少阴病可以阴虚，可以阳虚。阳虚是个微脉，阴虚是个细脉。当然细脉又分为3种情况，第一种情况，阴虚的脉细。第二种情况，有寒，寒性收引，导致脉细。所以阳虚的人出现脉细，就是因为有寒，寒气很重。第三种情况就是肝郁。肝郁，血管的张力增加，导致血管细，那个是细而有力，是弦细脉，不是单纯的细，又弦又细。阳虚的脉是微细脉，有寒。阴虚的脉是细数脉，不管阳虚、阴虚都是不够的脉。

所以，"伤寒，脉弦细"，这意思是两点：第一，脉弦，脉细。第二，脉弦可以不细，也可以细，而这个细脉，可以见于阳虚，可以见于阴虚，可以见于肝郁。

"少阴之为病，脉微细，但欲寐也。"但欲寐是白天昏沉，那就是阳虚的，晚上不睡为阴虚的多，都叫"但欲寐"。所以太阳病的本质我们与大家讲了肾上腺素、干扰素导致的流感样综合征。少阳病的本质是肾素-血管紧张素-醛固酮系统的活化，出现弦细脉。所以"伤寒，脉弦细，头痛，发热者，属少阳"，就是脉弦细，这是少阳病的一个特点。我们说"少阳之为病，口苦、咽干、目眩也"，这一条讲的口苦、咽干、目眩是他的症状，没讲他的脉。你看太阳病讲的脉，少阳病脉证提纲没讲脉，但他的补充条文里面有，"伤寒，脉弦细，头痛，发热者，属少阳"，就是少阳也可以头痛，他和太阳病的头项强痛又不一样，两侧的头痛，是以偏头痛为主！

"少阳不可发汗，发汗则谵语。此属胃，胃和则愈；胃不和，烦而悸。"这在讲他的病机和治则。脉证并治，这个是在讲它的脉，讲它的证，讲它的治则。那是因为木克土，就会导致消化道的症状，所以少阳病经常恶心，用半夏、生姜，有一个叫脑肠肽的物质，可能也会引起头部不舒服。

（二）发热

我们回过来讲这一条，"伤寒，脉弦细，头痛，发热者，属少阳。"那么头痛发热属少阳，少阳是怎么发热的？少阳的发热呈现什么特征？

1.少阳的3种热型

重订277.伤寒五六日，中风，往来寒热，胸胁苦满、默默不欲饮食、心烦喜呕，或胸中烦而不呕，或渴，或腹中痛，或胁下痞硬，或心下悸、小便不利，或不渴、身有微热，或咳者，小柴胡汤主之。（太阳病篇·96）

重订284.阳明病，发潮热、大便溏、小便自可、胸胁满不去者，与小柴胡汤。（阳明病篇·229）

上面条文说明了阳明病的特点，它的发热是潮热，如果它大便溏，小便自可，胸胁满不去者，那么就不是阳明病，它是少阳病的潮热。所以少阳病的发热，代表热型叫作往来寒热，一会儿发热，一会儿哆嗦，这叫往来寒热。发热恶寒是太阳病，发着烧还在哆嗦，盖被子；少阳病是哆嗦、哆嗦一会儿烧起来不盖被子，它是菌血症，是脂多糖入血，以菌血症为代表的热型，这是往来寒热。但是，是不是少阳病，小柴胡汤除了往来寒热，还有两个热型，是低烧，是潮热。记住，小柴胡汤还有第二个热型是低烧。

往来寒热，常常可以见到高烧，细菌败血症可以烧到40℃，那个柴胡的作用就是退烧。柴胡退烧，第一，有剂量依赖性，就是柴胡皂苷退烧的作用与剂量有关系，剂量越大效果越好。第二，黄芩可以增强柴胡的退热作用，而且剂量有个比例，柴胡配伍黄芩，8：3配伍退热作用最强。一定要记住。张仲景的小柴胡汤9克黄芩，24克柴胡。所以我一般开小柴胡汤，柴胡是用24克、25克，一般不超过30克。因为这个柴胡退热剂量越大效果越好，但是柴胡可致肝损伤。所以，从对患者的安全性来讲，我不主张开100克、200克、300克柴胡。

柴胡的肝损伤往往表现为无黄疸性肝炎，今天医学高度发达了，我们要考虑到这个情况，所以我一般用柴胡就24～30克，因为它确实呈现剂量依赖性，疗效呈剂量依赖性，但是记住，它的毒性也是剂量依赖性，柴胡用30克以下很安全。当然，柴胡的毒性和柴胡品种有关，我去山西听说有一种黑柴胡，那个退烧作用更好，但是肝毒性更强。疗效越强，毒性越高，所以我一般柴胡是这样开。当然，也可以治微热，也可以治潮热。

2.少阳阳明发热鉴别

举个例子：慢性胆囊炎，有时候发热体温不高。如果没有胆道梗阻，不是化脓性、梗阻性胆管炎，它就是微热，常常是柴胡桂枝汤证。

还有一种就是潮热，下午3—5点发热，但是，他大便溏、小便清。这种大便溏、小便清不是阳明病，而且会出现胁满，就是胸胁痞满，那是小柴胡汤证，是少阳病的潮热。潮热是阳明病的独特热型，但是桂枝汤证和小柴胡汤证都可以出现。不过我告诉大家，10个潮热，8个是阳明病。

阳明病的潮热一定是大便干的。因为阳明病后面专门有一条讲它的潮热，阳明病一旦发潮热的时候，大便已经硬了。小承气汤证或者大承气汤证是不会出现溏便的。这个小柴胡汤既治便秘又治便溏。小柴胡汤证的便秘和便溏有一个特点，就是小柴胡汤证是舌上白苔，承气汤证是黄苔。所以这种便秘用小柴胡汤疏达一下，大便就下来了，和承气汤的"苔黄未下者，下之黄自去"不一样，有区别。

这里我把最经典的热型告诉了大家，但是还有例外。比如，少阳病具有代表性的发热就是往来寒热，但是如果出现低烧、潮热，不是说不能用小柴胡汤，而是说这种情况不是最具代表性。

（三）两耳无所闻、目赤、胸中满而烦

重订258. 少阳中风，两耳无所闻、目赤、胸中满而烦者，不可吐下，吐下则悸而惊。（264）

【两耳无所闻，此属少阳，若一耳无所闻，多为耳局部病变】

讲完了少阳病的发热，还有一条讲少阳病特点的，是什么？"少阳中风，两耳无所闻、目赤、胸中满而烦者，不可吐下，吐下则悸而惊。"

这里少阳病的特点表现为两耳无所闻、目赤、胸中满而烦。所谓两耳无所闻，就是少阳病，他容易出现重听，耳朵嗡嗡嗡听不清楚。甚至出现失聪。如果急性失聪，首先从少阳病去治。

还有咽鼓管、咽喉这里，是和耳朵相通的。人体这几窍：眼睛和眼睛也是通的，眼睛、鼻子、嘴、咽喉、耳朵都是通的，我们叫七窍相通。

人体的眼睛有个鼻泪管，口腔和鼻子在咽喉这儿通，咽喉又和耳朵是通的。所以急性感染，可以导致耳朵的重听，甚至可以出现中耳炎，包括突然间失聪，很多都可以从少阳病去治。同样，如果出现目赤，就是眼睛红，比如见红眼病，就可以从少阳去治。红眼病要想好得快，就是去疏达少阳。这样治是最快的。

胸中满而烦者，就是这条："若胸中烦而不呕者，去半夏、人参，加瓜蒌实一枚。"这说明合并阳明腑实，但这个阳明腑实又和那种承气汤证不一样，这是痰湿，这个便秘是中医讲的湿秘，合并痰湿的那种，这种人常常大便不好解。他的大便不好解，用承气汤不见效，得用瓜蒌。他有痰，大便黏，粘马桶，特别臭，不是很干，马桶都冲不掉，一蹲可以蹲半小时。

（四）胁下拘急而痛

重订260. 寸口脉弦者，即胁下拘急而痛，其人啬啬恶寒也。（《金匮要略·腹满寒疝宿食病》篇）

另外一条就是"寸口脉弦者，即胁下拘急而痛，其人啬啬恶寒也。"

"寸口脉弦者，即胁下拘急而痛"，胁下拘急而痛是指胆囊炎急性发作。"其人啬啬恶寒也"，这种啬啬恶寒不是太阳表证。

太阳表证是什么情况？"太阳之为病，脉浮"，这是脉弦。"头项强痛"，不是胁下拘急而痛，而是"太阳之为病，脉浮，头项强痛而恶寒"。这是"少阳之为病，脉弦，胁下急痛而恶寒"。这个恶寒不是太阳病，所以不要见到患者在那里一冷、一哆嗦，就想这个人是不是感冒了。其实这是一个急性胆囊炎，或者伴有胆结石活动。要和太阳病的脉证提纲相区别。

大家看张仲景《伤寒论》的书写得好细！

三、小结

我们再来看少阳病的脉证提纲。

少阳病的脉证提纲先讲了3个独证，"少阳之为病，口苦、咽干、目眩也。""少阳病，但见一证便是，不必悉俱。"

这就是少阳病的特点，"少阳病，但见一证便是，不必悉俱。""少阳之为病，口苦、咽干、目眩也"，这是它的脉证提纲，但见一证便是，不必悉俱，目眩就可以定少阳。

当然了，不是小柴胡汤能够解决所有的目眩。虽然这是个少阳病，但是它可以兼夹各种情况。它可以夹饮，比如，那个青光眼就夹饮，单用小柴胡汤不好使，你要合上五苓散；它可以夹气虚，视网膜剥脱就夹气虚，你要合上补气、行水的药，因为视网膜剥脱以后它下面有液体潴留。还可以夹肾虚，比如老年的玻璃体混浊、飞蚊症，这个飞蚊症，它是个少阳病还是一个少阴病？从他衰老的特点看，它是个少阴病；而他又目眩，它可能是个少阳病，所以它的代表方，是杞菊地黄丸、明目地黄丸、石斛夜光丸，这里面都有清肝的药，还有补肾的药。从肝上讲，它就是个少阳病，三阳的病；从肾上讲，它又是个少阴病，三阴的病。所以"病发于阳、病发于阴"这个是看大家从哪个角度去看待问题。因为六经不是分离的，你不能说把人分成六截吧？它不是分离的。

"伤寒，脉弦细，头痛，发热者，属少阳。"少阳病的脉，表现为弦细脉。这个弦脉可以弦而不细，可以弦而细，但它一定是脉弦。

还可以出现头痛、发热。头痛，以偏头痛为主，偏头痛属少阳，巅顶痛属厥阴。发热有3种热型，它的代表热型是往来寒热，可以是微热，可以是潮热。潮热就要和我们的阳明病相鉴别。

另外少阳还有一个特点，因为咽喉通耳朵，所以可能出现耳朵听不见，可能出现目赤，我们前面讲到了目眩。

"胸中满而烦"，可以出现烦躁胸满，那个是去半夏、人参，加瓜蒌。就这个症状，是特别需要和太阳病脉证提纲相鉴别的，少阳是脉弦，太阳是脉浮；少阳是胁下拘急、胁下急痛、拘急而痛，太阳病是头项强痛，但是都可以出现恶寒。就是相当于太阳病的那种恶寒，但这不是发生了太阳病，这个是急性胆囊炎发作，或者伴有胆道结石的活动，要与太阳病相区别。

这是少阳病的脉证提纲。

第三节　阳明病

一、脉证提纲

"阳明之为病，胃家实是也"，这是阳明病脉证提纲。后面有两条补充的，第一条，"伤寒三日，阳明脉大"。第二条，"伤寒转系阳明者，其人濈然微汗出也"。濈然微汗出，就是持续地出汗。

（一）胃家实

我们先讲第一条，"阳明之为病，胃家实是也"。阳明之为病，胃实是也，这是错的。胃家实是也，这是对的。胃家不仅指胃，它包含了胃与大肠。阳明是指阳明胃、阳明大肠，合起来叫胃家。那就可以理解这一句话了。比如："阳明病，谵语、有潮热、反不能食者，**胃中必有燥屎五六枚也；若能食者，但硬耳，宜大承气下之**。"胃里面是不装屎的。大便最后成型是在乙状结肠，到乙状结肠后，产生便意，到肛门排出去。食物在小肠还是食糜，最终的形成是在乙状结肠，整个结肠是供我们形成大便的，所以胃没有屎，胃装不了屎。"**胃中必有燥屎五六枚**"，指的是阳明胃家，这里的胃，包含了胃和肠。

那么，阳明在绝大多数情况下，是个实证，这个实证不等于热证，也可以是个寒证，但是热证多。阳明多气多血，热证多，但是也有寒证，有中寒，阳明本身就有中寒这一证，但是个实证。实证，也不等于没有虚证。比如，"发汗后，腹胀满，厚朴生姜半夏甘草人参汤主之。"这个腹胀满就是个实证，所以用厚朴、生姜、半夏。胀本身是个实证，但是引起胀的原因，可是有实、有虚。比如大便解不出来，胀，那是实的原因，也可以是脾虚运化不及导致的。胀本身是个实的症状，但是引起的原因不见得就是个实证，所以阳明病的特点，是个实证。

中医有非常经典的一句话，一定要记住："实则阳明，虚则太阴。"实，就是说，在消化道的症状，就是一个疾病的转归，可能偏虚、偏实。如果偏实的，是阳明胃实，偏虚的是太阴脾虚，中医就叫作"阳道实，阴道虚"。就消化道而言，阳道，指的是阳明；阴道，指的是太阴。这个消化道太阴的特点是虚证很多，实证很少。但是这两种情况又相互影响，所以《黄帝内经》曰："**更虚更实，更逆更从。**"比如，白虎汤证就是个实证，但是还有白虎加人参汤，还有脾虚。脾虚是个虚证，但是脾虚，还可以导致饮食停滞，那停滞的饮食，又是个实。腹胀是个实证，但是腹胀有可能由气虚引起。所以就是说，阳明和太阴是相互影响的，因为是表里两经。

（二）阳明脉大

但是阳明病的特点就是，实证多。表现为实证，所以是"**阳明之为病，胃家实是也**"，胃家，指的胃和大肠，直接就给拿出来，阳明病是个实证，这是第一条。第二条，"**伤寒三日，阳明脉大**"。什么叫作阳明脉大？阳明病的脉，是大热、大渴、大汗、脉洪大。洪大脉是阳明病的一个基本特征。脉大指桡动脉的血管扩张，也就是外周血管扩张，摸着脉，就是大脉，我们在寸关尺去摸，血管一扩张，就会感觉这个血管好大。脉洪是指心输出量增加。人体的心脏连着血管，它是个密闭的循环系统，心脏的收缩形成波。这个波，就沿着血管往外传递。心脏就像甩鞭子，拿个皮鞭在地上甩。以心脏的收缩，带动这个波，往外传递，传递到桡动脉，就是脉搏。脉本质上是心脏的搏动所形成的，所以一般来说心跳多少次，脉搏就是多少次。那么这种脉洪，洪是心输出量增加，心脏强烈地收缩，这个血液运行很有力，就是个洪脉，血管扩张就是个大脉。阳明病的特点，脉洪大，就是阳明经证。一旦形成硬的大便，那脉就沉了，就表现为一个沉脉，沉而有力的脉，是阳明病；沉而无力的脉，那是少阴病。肾阳虚，肾上腺素水平低了，脉就沉。因为肾上腺素水平高了，脉浮；肾上腺素水平低了，脉就沉，那是少阴肾阳虚，那是沉，没有力气。如果脉又沉，又很有力气的，那是阳明腑实证。所以说阳明病的脉是大，太阳病的脉浮，脉位高。

阳明病的脉宽，脉显得大，少阳病的脉长，脉显得弦。但是阳明病不仅是大脉，它大有两种情况：第一，它是大脉；第二，同时兼有洪，洪就是又大、又有力，它总的有力，心输出量增加。常常是洪大脉，但是它也可能表现为沉脉，当大便干结以后，脉位可以变沉，变为一个沉而有力的脉，这是它的不一样。这个"**伤寒三日，阳明脉大**"，本质上是说阳明病高动力循环。因为它是炎症反应，身体调动机体的功能，血液循环加速，带走、运输更多的氧、养料和抗体，抵御微生物或者炎症的这些物质，所以它是一个高动力循环，这是阳明病的本质。

（三）濈然微汗出

"伤寒转系阳明者，其人濈然微汗出也"，就是说伤寒由太阳转到阳明了。这个人出汗，就是发热，发热引起持续地出汗。它就和太阳病不一样。太阳病是恶寒，发热，然后出汗，太阳病的出汗叫作什么？汗出，脉静身凉。如果这个人出完汗以后，脉搏次数变缓了，身子也凉了，这就是太阳表证解了。如果汗出、脉不静、身不凉，这是温病。持续地出汗，它是持续炎症反应的一个表现，是阳明病的一个表现。阳明病是持续地濈濈然微汗出，这是第一。第二，从内伤的角度上讲，首先汗出是桂枝证，太阳表虚证，时发热，自汗出。这个自汗出，浑身冒汗，是可看见的，要么就拿帕子擦，要么摸着他手潮润。还有一个，摸着他的手心是湿的，这都是自汗出。

记住，手心出汗有3种情况，第一种，原则上是桂枝汤证，只要手心潮湿，几乎都是桂枝汤证。第二种，这个人很紧张，紧张导致手心出汗，是四逆散证，常常见于焦虑症，这个人有心理问题。第三种，大便不好解，手足濈濈然微汗出，这个人便秘，有阳明病。所以手心汗出用桂枝，它是有前提的。好多学生一听说手心汗出用桂枝，用的不见效。就是说绝大多数时候用桂枝，还有紧张的人，他也汗出。焦虑症，你去摸他手心，几乎都是潮湿的；还有一个，如果他不表现为桂枝证，手心又汗多，这个人没有发热，发热全身都可以出汗，阳明经证。如果又没有发热，这个多半便秘，你马上问他，是不是排不出大便来。就是阳明腑实证，也可以见到。

二、阳明经证

重订317. 问曰：阳明病外证云何？答曰：身热，汗自出，不恶

寒，反恶热也。（182）

此阳明在经，故云外证。阳明发热汗出，不恶寒反恶热，与桂枝汤证恶风寒不同。阳明病，其背恶寒者，合太阴脾虚，加人参，调整免疫力低下。

（一）发热

1.身热汗自出

"问曰：阳明病外证云何？答曰：身热，汗自出，不恶寒，反恶热也。"阳明病的外证，和太阳病就有区别。比如，太阳病叫作"时发热，自汗出"，阳明病是"身热，汗自出"。"时发热，自汗出"和"身热，汗自出"有什么区别？

身热指这个人有炎症反应，阳明病的本质，就是一个持续的炎症反应。在外感病中，这个人的炎症反应，导致他一天到晚都发热，但是，他的发热，下午、黄昏的时候，烧得明显，这是阳明病的特点，日晡潮热。那其他时候，表现为低烧，或者自己觉得有一点温度，但是到下午，就是3—6点的时候，他是热得更明显，这叫日晡潮热。汗自出，不是自汗出，汗自出就是手足濈濈然汗出。

2.潮热

重订284. 阳明病，发潮热。大便溏、小便自可、胸胁满不去者，与小柴胡汤。（阳明病篇·229）

重订343. 患者烦热，汗出则解；又如疟状，日晡所发热者，属阳明也。（脉实者，宜下之；脉浮虚者，宜发汗。下之与大承气汤，发汗宜桂枝汤。）（240）

阳明病的热还有一个最代表性的热，它的汗出也有代表性的汗出。代表性的汗出，叫手足濈濈然汗出；代表性的热叫潮热。像潮水一样的热，就叫潮热。潮热发生有其时间段，日晡所发潮热，就是下午3—6左右，发热重。"阳明病，发潮热""如疟状，日晡所发热者，属阳明也"，这是阳明病发热的特点。

3.蒸蒸发热

重订375.太阳病三日，发汗不解，蒸蒸发热者，属胃也，调胃承气汤主之。（248）

　　上面条文说的是，如果这个人发热、发汗不解，表现为蒸蒸发热——就是像蒸笼一样，持续地发热、出汗，它的发热不是太阳病，而是阳明病，这句话的断句又错了。所以大家又读不懂。"太阳病三日，发汗不解，蒸蒸发热者。"这句话是断错了的，应该叫作"太阳病三日，发汗不解。"《伤寒论》有一句话，阳明病脉证提纲第二条，"伤寒三日，阳明脉大"。就是说，伤寒这个太阳病，到了第三天，也不一定是3天，就是以3天来给我们做代表性的讲解。一般感冒7天就好了，所以六经辨证说一日太阳，二日少阳，三日阳明，四日太阴，五日少阴，六日厥阴，它是一个笼统的说法，一个最经典的说法，不要被这个三日给说的那么死。"伤寒三日，阳明脉大"，所以说"太阳病三日，发汗不解。"为什么太阳病发热、发汗不解？已经传阳明了。传到阳明，"蒸蒸发热者，属胃也，调胃承气汤主之"。这个时候应该是治阳明，这里发汗不解，应该是句号。"太阳病三日，发汗不解"，已经不该发汗了。但是不是3天以后，太阳病就不可以发汗？一周两周都是可以发汗的。张仲景是用一个非常经典的模型来讲解。正常体质、普通的伤寒感冒，它的传变规律，在临床上常常不是这样的，模型就是告诉大家最典型的表现。好多不典型的，一月两月发汗的都有，所以，不要被条文给局限住了。一日太阳，二日少阳，三日阳明，所以"伤寒三日，阳明脉大"。发热到了第三天，这个时候已经变成一个大脉了。阳明脉大，发热汗出，这个时候的发热汗出不是太阳病，不应该发汗，发汗是好不了的，这是阳明病，这句话是这个意思。其实这句话很好懂，就是说："伤寒三日，阳明脉大。"这个时候表现为一个大脉、发热、汗出，这个时候发汗是不解的，因为这种发热是阳明病的发热。

阳明病的发热就有经热和腑热，腑证才用承气汤。后面我们讲什么时候是经证的热，什么时候是腑证的热。

4.不恶寒反恶热

"不恶寒，反恶热也"，不怕冷，反而怕热。阳明病，是不喜欢盖被子的。太阳病，不管麻黄汤、桂枝汤，都喜欢盖被子，喜欢加衣服。

5.恶寒将自罢

重订310. 问曰：病有得之一日，不发热而恶寒者，何也？答曰：虽得之一日，恶寒将自罢，即汗出而恶热也。（183）

【发热前恶寒，此体温上升期，需区别伤寒，阳明脉大，伤寒脉紧。阳明必随之发热，恶寒将自罢，即汗出而恶热】

阳明病不恶寒，这个症状比较特殊，有它的原则，也有它的特殊性。一般来说，阳明病"身热，汗自出，不恶寒，反恶热也"，除此之外还有恶寒的，叫作："病有得之一日，不发热而恶寒者，何也？答曰：虽得之一日，恶寒将自罢，即汗出而恶热也。"就是阳明病初起，类似于太阳病；或者说温病初期，类似于太阳病，往往被误诊为太阳病。不发热反恶寒，表现为白燥苔，这是叶天士讲的。《温热论》讲的，要和太阳病相鉴别，本质不是太阳病，是阳明病。恶寒将自罢，就是不吃药，恶寒都会消失，随后就会汗出、恶热。

阳明病和太阳病不一样，区别于伤寒有两点：

第一，它有白燥苔。白色的颗粒状苔，尤其在舌的边缘，唾液还少，这是阳明病，不是太阳病。太阳病，不会在舌的边缘见到一个一个的白色的细胞团块。那白色细胞团块，那是白细胞跑出来了，那是温病。

第二，阳明病的脉是一个洪大有力的脉。伤寒的脉是一个紧脉，比弦脉还有力的叫紧脉。两种脉是有区别的。

所以不用发表药，它几个小时，最多一天，随后就发热，恶寒就自罢，然后就汗出、恶热。

6.背微恶寒

如果阳明病喜欢盖被子、恶寒，这个人一定有气虚。阳明病"背微恶寒者"，那是白虎加人参汤证，合并了太阴气虚。

如果没有气虚的阳明病，是一定不恶寒的，是怕盖被子的，他掀被子，不盖被子更舒服。如果背心觉得凉，他要躺着，不能侧着睡，或者要盖被子，一定有气虚。阳明病的人免疫力低下，不容易好，要加人参。

所以阳明病是不恶寒反恶热，但是阳明病，怕冷了怎么办？有气虚或者阳虚，要么合并太阴病，要么合并少阴病。这就是张仲景的灵活性，合并太阴、少阴病的，比如越婢加术汤、越婢加术附汤。先有寒加附子，这就是越婢加术附汤。合并太阴病的，比如白虎加人参汤。

7.阳明病发热的特点

阳明病有外证和内证，六经也都有外证和内证。外证就是阳明经证，就是大热、大渴、大汗、脉洪大。发热就有些特点了，发热是但发热不恶寒。就是看外感病的时候，和太阳病、少阳病的区别。没有恶寒发热，也没有寒热往来，就是发热，不怕冷。也有怕冷的，指合并脾虚，背心寒冷，要盖被子的。

一般来讲，单纯的阳明病，这个发热，是不恶寒的。当然也有可能不发热而恶寒，就是感染的初期。这种人常常是温病，如果我们当成感冒用麻黄汤，那会出问题的。一般就几个小时到一天，门诊大家也遇不到，因为这种病在病发几个小时之内患者常常都在家里面。

发热表现为潮热，日晡潮热。日晡潮热就是阳明病的发热，一天都是这种热度，但是在黄昏下午的时候体温高，比如一天都是37.5℃，一到了下午4—5点钟的时候就升到39℃，这就叫作日晡潮热。日晡所发热如果表现在外感病中，表现为一天都热，但是下午黄昏也就是太阳要落山的时候，那个时候热势重。当然也有人就是不热，但是下午发一次烧，那个不是外感病。因为阳明病也有内伤，这个时候也可以出现阳明病的表现，所以在外感病的时候，会表现为以日晡发热比较明显一些。比如，中气下陷的人就是午后或者下午3—5点钟的时候，这个时候他累了，发热。如果这个发热还要往后面推，到了5—6点钟的时候还烧，可以在补中益气汤里面加几克石膏。大家会问：补中益气汤怎么可能加石膏？补中益气汤是李东垣的方，对吧？李东垣都可以加石膏，他的书上都写着呢，补中益气汤加石膏，不就是白虎汤加人参汤吗？当然石膏就不能重用了，不能来30克、100克、500克石膏，像治外感病发高烧一样。一下子脾胃受凉，又把他给凉着了。尤其在夏天，天气热的时候。有时候暑天的时候补中益气汤就要加石膏。为什么？暑天耗气。温度高了，代谢高，他又气虚特别耗气。气虚的人夏天尤其容易中暑，中暑是暑热证，是白虎加人参汤证，那白虎加人参汤也相当于补中益气汤加点儿石膏。只不过说一个是已经中暑了，一个是在夏天特别热的时候，稍微加一点。这都没问题。

所以，李东垣是把《伤寒论》学明白了，这个人真是个天才。

8.鉴别诊断

（1）鉴别太阴与阳明

重订284. 阳明病，发潮热。大便溏、小便自可、胸胁满不去者，与小柴胡汤。（阳明病篇·229）

重订343. 患者烦热，汗出则解；又如疟状，日晡所发热者，属阳明也。脉实者，宜下之；脉浮虚者，宜发汗。下之与大承气汤，发汗宜桂枝汤。（240）

还有一条说："日晡所发热者……脉实者，宜下之；脉浮虚者，宜发汗。下之与大承气汤，发汗宜桂枝汤。"就是说在下午黄昏的时候发热，实证是承气汤证，虚证是桂枝汤证。"时发热，自汗出"，一会儿发热汗出，一会儿又正常。这个"时"，不定时的，但是对这个人是定时的，各个患者之间"时发热，自汗出"那个"时"可能不一样。有的患者"时"就时到了下午黄昏的时候，这个时候表现为浮虚的脉，这个日晡所发热叫"时发热"，是桂枝汤证，是虚证，气虚。这个日晡发热，脉浮虚，可以用桂枝汤，其实也可以用补中益气汤加点石膏，他一热起来的时候脉就浮起来了。

我用桂枝汤还喜欢加点太子参，以增强桂枝汤的疗效。桂枝汤要啜粥，但现在谁给你啜粥，工作节奏这么忙。吃个中药都双脚跳，现在的年轻人，没法啜粥，可以加点太子参。大家都为了生存在奔波，啜粥就是增强补气作用，温覆啜粥，那我给你加上30克太子参，也有效。桂枝汤加上太子参相当于补中益气汤，只是说补中益气汤的升提作用更强。

大家可以体会到，就是一个日晡发热、阳道实、胃家实和"太阴为病，脉弱"，虚证、实证，这一下就把三阴三阳给区别开了。三阴三阳里面尤其需要区别的是阳明和太阴。太阳和少阴要不要区别？要区别，太少两感证，也是区别三阴三阳的一个要点。少阳和厥阴要不要区别？少阳和厥阴区别的少，也是要区别的，有时候少阳方不见效的那要走厥阴经的方，就是弦而无力的那个脉。不是说木克土的弦而无力，不是说右边的那个关脉弦而无力，而是左边的关脉弦而无力，"微弦，濡弱而长"，这是张仲景讲的。但是，少阳和厥阴相区别的，在临床上不能说个准确数，也没有统计。比方说，1/10的患者是需要区别少阳、厥阴的。或者说3/10的患者是要区别太阳、少阴的，还有很多患者是需要区别阳明、太阴的，这个数据也不准确。就是说，区别阳明和太阴这个区别是非常重要的。

（2）鉴别少阴与阳明

重订375. 太阳病三日，发汗不解，蒸蒸发热者，属胃也，调胃承气汤主之。（248）

第一个表现为日晡所发潮热，第二个表现是"太阳病三日，发汗不解"，因为"伤寒三日，阳明脉大"，这个时候是个大脉。"蒸蒸发热者，属胃也，调胃承气汤主之"，他的发热就像蒸笼一样，头上都冒汗，浑身都在冒汗，不仅头上有、身上也有。这个皮肤一摸，烫手，就像摸蒸笼一样，这个热从里往外烫手，也是阳明病。

重订378. 发汗后，恶寒者，虚故也；不恶寒，但热者，实也，当和胃气，与调胃承气汤。（《玉函》云：与小承气汤。）（太阳病篇70）

上述条文是指再一次鉴别病发于阳、病发于阴。

"发汗后，恶寒者，虚故也"，发完汗，表证已经解了，还恶寒，说明是虚证，是芍药甘草附子汤证，这是病发于阴，这是少阴病。"但热者，实也，当和胃气，与调胃承气汤"，发完表以后，不恶寒还发热的，是阳明病。这个时候是实证，是个承气汤证。这也是在鉴别病发于阳、病发于阴。所以我们说病发于阳、病发于阴，不仅仅是"发热恶寒者，发于阳也；无热恶寒者，发于阴也"，也有可能是发热不恶寒、恶寒不发热。就是说我们看这个病发于阳，病发于阴，不要把它想的那么死。

这一条是在鉴别少阴和阳明。发完表以后怕冷的是少阴病，太少两感证。发完表以后热的是实证，在阳明了，说明病毒感染已经继发细菌感染了，发炎了，这是个阳明病。就是说其实《伤寒论》处处都在告诉大家鉴别病发于阳、病发于阴。当然它有一条总纲，"发热恶寒者，发于阳也；无热恶寒者，发于阴也"，还有鉴别寒热真假的。不欲近衣、反欲得衣，身大热、身大寒，进一步来区别。实际上很多地方都在告诉大家如何鉴别病发于阳、病发于阴。

在一些病案讨论上，有的学员把这个问题想死了，一定要按照这个发热恶寒、无热恶寒来鉴别，当然那是很重要的，尤其在外感病中。但实际上在内伤病中，很多时候这一条靠不上。因为临床上好多患者，不是感染来的。所以要记住，这个病发于阳、病发于阴，就是识别阴证阳证，这是一生都需要做的功课。

纯阴证、纯阳证好识别，阴阳互见的需要有水平才能识别，一个大热、大渴、大汗、脉洪大，你知道是白虎汤证，这个是纯阳证。还有纯阴证，手脚冰凉，四逆汤证。但是，临床上很多表现是阴阳互见的。还有阳证似阴证，比如，少阳病的手脚冰凉，那是焦虑症；紧张，外周血管收缩，手脚冰凉，那是四逆散证，不是四逆汤证。这些才是考验大家水平的地方。

（3）鉴别气分与血分

重订404. 患者无表里证，发热七八日，虽脉浮数者，可下之。假令已下，脉数不解，合热则消谷喜饥，至六七日不大便者，有瘀血，宜抵当汤。（257）

阳明病需要鉴别是在气分还是在血分。如果在血分，可以用抵当汤。就是说阳明腑实的便秘，有可能是气分导致的腑实便秘，有可能是血分导致的腑实便秘，叫瘀血，是抵当汤证。抵当汤我们一般在太阳病篇讲，太阳蓄血证，阳明病篇也讲到这个方。还有合热则消谷喜饥，因为胃主受纳，胃里面有热就是消谷喜饥，就是吃得多，就是肥胖、糖尿病、代谢综合征，就是"阳明之为病，胃家实"是也。因为胃有热吃得就多。但是，是不是一定吃得多，也不见得。如果说一个大承气汤证，燥屎已成，就不想吃东西了，这肠道不排空，胃就不排空。因为胃的东西要排到肠里面，大肠排空了，小肠的东西就进入大肠。小肠排空了，胃的东西就进入小肠，胃排空了就饿，所以一旦形成大承气汤证，就又不想吃东西了，就不喜欢吃。但我们临床上见到的不见得是这个大承气汤证。小承气汤证、调胃承气汤证，也可以不想吃东西。

但是《伤寒论》说要大承气汤证才不想吃东西，这里是指外感病。外感病发热的患者，确实是大便形成燥屎之后不想吃东西。外感病这个常见，是温热病，不是湿热病。但是在内伤疾病的时候，其实在小承气汤证、调胃承气汤证，食欲已经减退了。因为"合热则消谷喜饥"，就是外感病的时候有热，有热的时候代谢增强，所以食欲是增强的，尤其病程又短，小承气汤证或调胃承气汤证的时候，患者食欲还是正常的，所以在大承气汤证的时候才不想吃东西。内伤疾病的时候，没有一个代谢增强的过程，没有这个合热的过程，所以很多人在出现小承气汤证或调胃承气汤证时，都影响食欲，也不想吃东西。因为张仲景讲的有燥屎才不想吃东西，主要是外感疾病。这个一定要记住。

（4）鉴别新感与宿疾

重订94. 病腹满，发热十日，脉浮而数，饮食如故，厚朴七物汤主之。（《金匮要略·腹满寒疝宿食病》篇）

厚朴七物汤方

厚朴半斤　枳实五枚　大黄　甘草各三两　大枣十枚　桂枝二两　生姜五两

上七味，以水一斗，煮取四升，温服八合，日三服。呕者加半夏五合，下利去大黄，寒多者加生姜至半斤。

上边条文就是说，有的人腹胀，又发热，脉浮而数，脉浮有表证，脉数有热。既有表证，表证未解，又有阳明腑实，这种人用厚朴七物汤。这种病也常见，就是有的感冒患者，平时就有便秘，就是腹胀、大便秘结，不太容易排便，所以给他用桂枝汤这类的处方的时候，可以给他一点理气的药。要鉴别的就是脾虚的人得了感冒以后，由于交感神经兴奋，肾上腺素分泌增加，抑制胃肠道的蠕动，这个时候他的便意减退，便秘就不能够太早去下。

如果太早去下，这个人会出现结胸或者痞证。如果是实证，下之太早就表现为一个结胸。因为有脾虚，下之太早，表现为一个痞证。

"病腹满，发热十日，脉浮而数，饮食如故，厚朴七物汤主之。"就是说本身是一个长期便秘、腹胀的人，现在出现外感病，出现发热、浮数脉，"饮食如故，厚朴七物汤主之。"厚朴七物汤里面没有芒硝，如果是大承气汤证，食欲就会减退。

（二）汗出

重订341. 手足濈然汗出者，此大便已鞕也，大承气汤主之；若

汗多，微发热恶寒者，外未解也（一法与桂枝汤）；其热不潮，未可
与承气汤；若腹大满不通者，可与小承气汤，微和胃气，勿令至大泄
下。（208）

　　阳明病"手足濈然汗出者，此大便已鞕也，大承气汤主之"，说
的就是，手足心不停地冒汗，比身上冒汗更明显，因为阳明经证，身
上冒汗、发热——大热、大渴、大汗，脉洪大。如果说身上的冒汗不
明显了，或者发热不明显了，手心还在不停地冒汗的，这个人已经大
便硬了，阳明腑实证了，该下。这个手心冒汗，不是桂枝证。比如，
"若汗多，微发热恶寒者，外未解也"，与桂枝汤。这是在区别桂枝
汤和阳明腑实证。"其热不潮，未可与承气汤"，如果是承气汤证的
特点，表现为下午3—6点发热重。这里就是通过分开解析条文，给大
家说清楚，潮热是阳明病的一个特征。
　　实际上，潮热可以见于3种疾病。第一个疾病是阳明病最常见的。
第二个疾病是小柴胡汤证，兼有便溏，兼有苔白。第三个疾病是桂枝
汤证。桂枝汤证，症状也是一阵阵时发热、自汗出，也是潮热。所以
这3个疾病，都可以见潮热。但是阳明病潮热最多，尤其是在下午3—6
点。苔是黄苔。如果说手心都冒汗，那么，说明已经是阳明腑实证。
潮热，就是一阵阵发热，如果没发热的时候，手心都是汗，就叫作手
足濈濈然汗出。因为阳明经证的汗出和体温是相关的，体温越高，出
汗越多；而阳明腑证的出汗和体温是没有关系的，就是不发热的时
候，手足都是濈濈然汗出，都是在出汗。这个是大便已经不通了。这
是阳明病汗出的一个特点，另外还有一个鉴别的特点。
　　麻黄汤证是不发表、不出汗的，桂枝汤证是有汗的，那是表虚
证，时发热，自汗出，一阵阵出汗。而阳明病因为持续的炎症反应，
是濈濈然微汗出，就是一天到晚身上都有汗。
　　"手足濈然汗出者，此大便已鞕也，大承气汤主之"在说如果摸
着手心都是汗，这个人是大承气汤证。因为手心都是汗见于3种情况。
第一个是桂枝证；第二个是四逆散证，焦虑的人；第三个就是大便不

好解，便秘的人。

（三）烦躁

重订355. 产后七八日，无太阳证，少腹坚痛，此恶露不尽，不大便，烦躁发热，切脉微实，再倍发热，日晡时烦躁者，不食，食则谵语，至夜即愈，宜大承气汤主之。（《金匮要略·妇人产后病》篇）

阳明病还可以形成烦躁。我们说阳明病是交感神经兴奋，因为持续的炎症反应，导致交感神经兴奋，发热的时候人都很烦的。所以不管这个是阳明经证、阳明腑证，都会表现为烦躁。

小青龙汤证如果烦躁要加石膏，是因为有炎症反应。发热的时候，交感神经兴奋了，所以烦躁，说明炎症反应来了。

大家思考，烦躁是阳明病的一个特点。经证、腑证都烦躁。如果说这个烦躁，到了下午的时候，就是黄昏，就是太阳落山之前3—6点，大概就是5—6点的时候，烦躁加重、明显。这个时候有燥屎，一定是个阳明腑证，该下。阳明经证的烦躁，它是因为发热的人都挺烦的。这个人整个一天都不安静，而且越发热越不安静。但是如果定点到了下午5点左右，这个烦躁很明显，这个人要通腑，用承气汤。

大家会发现阳明经证，到了日晡的时候，往往都转为腑实证了。不管是日晡的出汗，日晡的发热，还是日晡的烦躁，往往都有燥屎，都表现为腑实证，不再是经证。

腑证的这个日晡是什么意思？请参见彩图11，我们说六经为病欲解时，阳明经的欲解时是下午3—9点，这一段时间都属于阳明当令，其中以3—5点的时候，转入阳明经。阳明经病加重的时间，就是在3—5点，尤其是5点左右太阳下山的时候，这个时候如果是出汗增加、发热严重、烦躁增加，往往都是由阳明经证变成了腑证。

阳明病烦躁，尤其是越发热越烦躁，因为发热是交感神经兴奋。日晡时烦躁者，这个就是因为下午发热体温高，发热体温高的时候他就更烦躁，因为发热兴奋交感神经。发热烦躁为什么是在日晡（参见彩图11）？就是到下午3点以后进入阳明经，5点开始就纯属阳明经，这个时候，他的症状重。一般阳明病的发热，到了晚上7点以后就开始逐步退烧了。就是说下午3点以后烧得重，5—7点是最严重的时候，7点以后症状就逐步减轻了。就是因为六经为病欲解时，阳明经当令，这个时间就在这个地方，所以症状也是在这个地方。

（四）能食

重订352. 阳明病，谵语有潮热，反不能食者，胃中必有燥屎五六枚也；若能食者，但硬耳，宜大承气汤下之。（215）

"阳明病，谵语有潮热，反不能食者，胃中必有燥屎五六枚也；若能食者，但硬耳，宜大承气汤下之。"这里文言文倒装了，"宜大承气汤下之"应放在"若能食者，但硬耳"之前，不宜大承气汤，宜小承气汤。这就是小承气汤和大承气汤的区别。

如果是大承气汤证，这个人大便已经硬了，已经形成燥屎了。小承气汤证、大承气汤证，大便都是硬的，都是成形的大便，都是硬的大便。但是大承气汤证的大便在乙状结肠，水分彻底吸收，大便就像羊屎一样，非常坚硬，那叫燥屎，已经形成一个个坚硬的疙瘩了，像石头。因为大便特别坚硬，是排不出来的，所以要用芒硝，芒硝是电解质，芒硝进入消化道，会导致水分向肠道转移，大便才能出来，所以是大承气汤证。大承气汤证的人，是不想吃东西的。

所以："不能食者，胃中必有燥屎五六枚。"胃，指的是胃家，是乙状结肠，不是说的胃里面。"若能食者，但硬耳"，这是在鉴别大承气汤证与小承气汤证，大承气汤证的特点是不仅食欲减退，还有谵语和潮热。我们说潮热，是阳明病的一个特点。阳明病就是发热，如果这个发热，到了下午3—6点特别明显的时候，这个时候乙状结肠已经有干硬的大便了，就是已经转为腑实证了。这个时候光用大热、大渴、大汗、脉洪大的石膏、知母不行，还要通腑。

第一，如果这个人下午3—6点发烧严重，首先要问的是今天有没有大便？比如去查房，这个人是个阳明病。询问发烧几天了？烧3天了。持续3天发热水分丢失，可能不仅是阳明经证了，就可能是阳明腑证了。还要问今天体温如何？全天体温都在38℃，下午5点的时候，烧到40℃。那今天大便没？没有。昨天大便没？昨天也没大便，可能是大小承气汤证。继续问：想吃东西不？没胃口。怎么办？用大承气汤。这是第二个，通过能否吃东西，区别大承气汤证与小承气汤证。

大承气汤证的脉搏一定是有力的。它是个实证，胃家实。如果脉搏没有力，就要听诊，有没有转矢气。不转矢气，不行，不能用大承气汤，这人肠子不动了。吃了大承气汤以后，芒硝用上去，会更难受。因为水分向肠道转移，肠子又不动，腹压增高，患者会难受的。

临床看病很简单。讲课时，大家觉得我讲得好复杂。但如果想明白道理，那看病就是很简单的。

（五）舌苔

（1）舌根黄

重订365. 病者腹满，按之不痛为虚，痛者为实，可下之。舌黄未下者，下之黄自去。（《金匮要略·腹满寒疝宿食病》篇）

还有一条："舌黄未下者，下之黄自去。"就是说不大便导致肠道食物腐败产生气体，像硫化氢这些气体。而便秘引起胃食管的反流，从而导致肠道气体的上行，继而染舌、染苔，把舌根染成黄苔。黄苔是舌根重，舌中轻，舌尖更轻。

阳明病的黄苔有两种情况，即阳明经证的黄苔，与阳明腑证的黄苔。阳明经证的黄苔是因为炎症感染，白细胞吞噬了细菌，变成脓细胞，把舌苔变成黄苔，整个舌面都黄。这是阳明经证，要用石膏、知母，是白虎汤证。而以舌根黄的比较重的，那是阳明腑实证。那是食物在肠道产生的气体，上行，把舌苔染黄了，这个黄苔，"舌黄未下者，下之黄自去"，大便一通，这气体一排出去，黄苔就退了。

（2）舌上白苔

重订285. 阳明病，胁下鞭满，不大便而呕，舌上白苔者，可与小柴胡汤。上焦得通，津液得下，胃气因和，身濈然汗出而解。（阳明病篇·230）

阳明腑证的黄苔要鉴别："阳明病，胁下鞭满，不大便而呕，舌上白苔者，可与小柴胡汤。上焦得通，津液得下，胃气因和，身濈然汗出而解。"这一条在说有一种阳明病，大便不出来，患者又恶心，表现为舌上白苔的，不是黄苔。如果是阳明腑实证，应该是一个黄苔："舌黄未下者，下之黄自去。"如果表现为白苔，这种不大便，是少阳疏泄有异常，不是真正的阳明病，应该与小柴胡汤。"与小柴胡汤。上焦得通，津液得下，胃气因和，身濈然汗出而解"，一疏通，大便就出来了。

所以小柴胡汤能够治便秘。区别在于阳明病的便秘是黄苔，小柴胡汤所治便秘是白苔，是恶心，是脉弦，大便下不来。

如果在此基础上夹湿，津液不下，那么用小柴胡汤合五苓散、柴苓汤。"上焦得通，津液得下，胃气因和，身濈然汗出而解"。我们用柴苓汤治愈过好多的新冠感染的患者，就表现为这样一个特征。

（六）新冠发热

太阳病的特点是恶寒发热，恶寒是太阳的寒气所致，伤了寒，发热是少阴的热气出表，所以表现为恶寒发热。少阳病的特点是寒热往来，阳明病的特点是但热不寒。实际在临床操作中有很大的困难，比如说这次新冠的流行，患者常常高烧，烧到39~42℃，这么高的体温，一般认为肯定该从阳明病上去治加石膏、知母，但是如果加上了石膏、知母，退烧会更慢，因为这个发烧，这个病是木郁致病，是太阳、少阳同病，应该用柴苓汤加羌活、防风。

木郁致病是少阳之火不能升天，因为少阳之火被太阳的寒水给闭住了，所以用五苓散治水，用羌活、防风散太阳的寒。这个时候的高烧是"体若燔炭，汗出而散"，身体烧到40℃以上，就像烧炭一样，"体若燔炭，汗出而散"。这个时候应该发表，发什么表？是寒湿在表，感受到太阳的寒气和水气，只有五苓散加羌活、防风去发表。当表气解了，汗出来，烧就退了，而这个时候去加上石膏、知母，是助长太阳的寒气，会延长发烧的时间。如果太阳的寒气进一步助长了，少阳的相火给郁闭了，就会出现肝病。在《镜心斋校注伤寒论》讲风温的时候，就讲到"微者发黄色"，出现中毒性肝损伤。

在这种情况下，如果没有强烈的疏风散寒作用和强烈的疏肝解郁作用的处方基础上，妄用大剂量的石膏、知母，往往会出现中毒性肝损伤。因为太阳的寒水之气闭住了机体，使得少阳火气不能升天。怎么区别少阳前面的太阳病和后面的阳明病呢？怎么知道该不该用石膏、知母呢？有以下几个区别：第一，恶寒发热和但热不寒。太阳的寒气闭住了，是恶寒发热，阳明病是但热不寒。这个人发着40℃的高烧，还盖着被子，如果是阳明病烧到40℃，早就不盖被子了。第二，这个人烧到40℃不出汗，那就是被太阳的寒水给闭住了腠理。如果阳明病烧到40℃，一身都是汗，则"大热、大渴、大汗、脉洪大"。第三，如果这个人是太阳寒水之气闭住了腠理，苔是白腻苔。太阳病苔白，阳明病苔黄。太阳病的寒气是薄白苔，太阳病的寒水之气是白腻苔；阳明病是黄燥苔，阳明病夹湿是黄腻苔，一个苔白，一个苔黄。第四，太阳病的脉浮，阳明病的脉洪。但是由于太阳病高烧的时候，体温增加，心输出量增加，脉浮也有力。因为太阳病的特点，肾上腺素分泌增加导致脉搏表浅，脉就显得浮。如果高烧的时候，循环动力增强，脉在浮的基础上又显得有力，就容易和阳明病单纯的洪脉相混淆。因为大部分人脉诊的水平还是有限的，所以讲脉就放在最后。

所以，在治疗时，区别太阳病和阳明病最简单的一个是白苔，一个是黄苔；一个是发烧的时候没有汗，一个是发烧的时候全身都是汗。前者是太阳寒气或者是寒水之气，闭住了少阳相火升天，这个时候该用五苓散加羌活、防风，再合小柴胡汤就是二加柴苓汤。高烧不怕的，每两小时吃一次药，一天甚至可以吃两三剂，2～3小时吃一次，直到体温退到正常，大概半天到一天体温几乎都退下来了，多数人半天，有的人可能体质有异常。比如有血虚、气虚等，退烧就会慢一点，正常情况下半天烧就都退了。这个时候高烧就上石膏、知母，就闭住了太阳的寒气，这个病好了以后，会有严重的后遗症。大家觉得现在的奥密克戎病毒引起的感冒已经没有后遗症了，但是从中医上讲，对体质会有影响。寒气或寒水之气凝聚在肺，结而为冰，容易在肺上有东西，可能在将来会出现一些其他的影响。

大家学了这么久的《伤寒论》，是不是真正把太阳病、少阳病、阳明病给弄明白了？看到太湖的学习群里面，很多人高烧用石膏、知母等，五花八门不一而足。大家学了那么久、那么多年的《伤寒论》可能都还没入门，以至于大家对寒热相争和显火独燎都不太清楚。阳明病是显火独燎，那个火是病理之火，是炎的火，叫作显火；燎就是火在往上烧的意思，叫显火独燎。阳明病"显火上行，独燎其面"的特点往往是满脸通红。太阳病是寒热相争，是太阳的寒气和少阴的热气在相争。少阴热气出于瞳孔就是卫气，特点就是虽然高烧但不像阳明病那样满脸通红，因为是寒气郁闭的。所以大家需要真正去理解中医的理论。

举一例治疗新冠感染的例子：一位女性患者突然发生崩证，就是不停地出血，出血期间就已经感染了新冠，用上了止血饮，3剂药血停了，但是新冠的症状出来了。她前几天接触患者还没有症状，血刚停，新冠的症状就来了，发烧到40℃，烧了一整天，就表现一个典型的壮热。这种情况下应该用二加柴苓汤合当归芍药散，但是缺药，只有二加柴苓汤。那么在二加柴苓汤的基础上，正好还有一点地骨皮，赶快把地骨皮加进去。因为她是表现淡白舌，不出汗还恶寒，那么就持续地用二加柴苓汤治疗，可以肯定就是这个处方持续地吃才是对的。

如果加了石膏、知母以后，太阳寒水闭在肺上了，将来会出问题。怎么知道寒水闭在肺上了呢？舌头伸出来，舌尖会像泥浆一样，就是以前讲过的寒湿入营的舌，说明寒湿就闭在肺里头了。这位患者本身肺就不好，如果再把寒湿给闭阻在肺里，日后会有问题。

一定要注意什么时候能用石膏，什么时候不能用。在温病中用石膏、知母，有没有到阳明病，该不该用石膏、知母，要有非常明确的判断，这一点大家一定要清晰，就算弄不清楚，用葛根都行，葛根的力量小。但是学了《伤寒论》的知识，最起码太阳病、阳明病得分清楚。记住一条，不是遇到高烧，就用石膏、知母，《黄帝内经》有句话，"体若燔炭，汗出而散"。要用石膏、知母，这个人一定是有汗的。如果这个人无汗符合太阳病的表现，退烧就是发表，把寒邪解了，烧就退了，那个热不是阳明的显火，是少阴的君火出表与寒邪相争所导致的。

如果不把寒热相争给大家讲清楚，可能大家这辈子都不明白，都会迷糊。太阳病恶寒发热，恶寒是因为受了寒邪，发热是少阴的热气出表，出现寒热相争，不叫寒热往来。寒热往来是少阳病，寒热相争是太阳病发热的时候同时要盖被子，那个叫作太阳病。发热不盖被子，那是阳明病。先哆嗦再发热，不盖被子，那是少阳病，那叫寒热往来。

寒热相争退热的机制是什么？感冒以后肾上腺素分泌增加，使体表的动脉更加表浅，我们摸到是一个浮脉。然后患者哆嗦，恶寒怕冷。这是由于外周血管收缩。加上他的血管又靠近体表，靠近体表就要失去体温，血液里面的体温靠近体表就要散失，外周血管再一收缩，他就怕冷哆嗦。哆嗦了就会肌肉收缩，肌肉收缩产热，然后体温急剧上升，随后出汗，汗液会带走体温。

因为浅表的动脉靠近体表，它的温度传到了体表，体表再通过汗液带走温度。人体有一个最重要的散热器官，就是皮肤，然后才是呼吸道。人体呼出的空气是有温度的，那个能够带走体温，所以说出气都冒火。但是一般来讲，我们最大的散热器官是皮肤。

所以太阳病的特点是麻黄配桂枝。桂枝能够扩张血管，麻黄去配桂枝，首先是麻黄收缩外周血管，怕冷哆嗦；然后大量产热，产热之后，桂枝再扩张血管，通过皮肤出汗，带着我们血管的温度、热量；然后体温下降，体温一下降，患者病情就缓解。这是中医发表的一个重要的机制，这也是我们用阿司匹林这些解热镇痛药起效的机制，它其实和应用麻黄汤有相似的地方。

但是太阳病的特点是寒热相争，出现恶寒发热；阳明病的特点是显火独燎，显火独燎它就没有这个寒，所以是但热不寒。不要给我举极端的例子："始虽恶寒""虽得之一日，恶寒将自罢"。我们讲阳明病，反复讲阳明病但热不寒，我们说代表性的阳明病的发热，它是但热不寒。

这个但热不寒，我们叫显火独燎。显火独燎，火性炎上，所以阳明病的人满脸涨得通红，这就是"火曰炎上"。这是体温调节中枢上调了，然后机体处于高动力循环，所以表现为洪大脉。大就是血管扩张，洪就是心脏强力收缩，使得血流非常有力。中医摸脉无非摸到心血脉，摸着桡动脉，桡动脉搏动是心脏的收缩产生的波传递到外周血管，那么它往外周血管扩张就摸到一个大脉，心脏搏动有力就是一个洪脉，所以大热、大渴、大汗、脉洪大。

阳明病的特点是高动力、高代谢。由于体温调节中枢升高，出现了高动力、高代谢，产热急剧增加，然后会不停地出汗，大热、大渴、大汗、脉洪大，中医叫热不为汗解。

这个热不为汗解，发表就没有用。那个麻杏石甘汤的麻黄不是用来发表的，我们反复强调麻黄没有桂枝，它没有一个明显的发表作用，三拗汤发表吗？那是止咳嗽的，单用麻黄是止咳平喘的。如果麻杏石甘汤证里无大热，用麻杏石甘汤；有大热，还得加知母，小儿大叶性肺炎，那不经常高烧，麻杏石甘汤还要加知母吗？

阳明病的热，我们叫作显火独燎，和我们这个太阳病的寒热相争（记住这是相争不叫往来，寒热往来那个叫少阳病）有显著的不同。一个热为汗解，一个怕冷哆嗦，肌肉产热，然后出汗带走体温，因为产热增加，就会出汗，人体的汗液是来调节体温的。

因为皮肤是人体最大的一个散热系统，一个散热器官，这个散热器官通过什么方式散热？它的散热方法不外乎3种：第一种，热辐射。人是有热辐射的，用红外线一看，这个人是冒着红光的，这个热辐射它会消耗热量。第二种就是隐性蒸发。就是他在出汗，但他这个汗，是看不见的，隐性蒸发，因为汗太少了。举个例子，我们摸桂枝证的患者手心潮，那就是出汗；你摸着这个人的胳膊润，那就是出汗，只是肉眼看不到汗珠，因为这个水太小了。比如空气湿度大，但是能看到水珠了吗？那它和这种隐性蒸发，道理是一样的，显性蒸发就看到一个个的汗珠子。第三种就是显性蒸发，有的人出汗时用毛巾直擦汗，额头上一个个汗珠子往外冒，那个叫显性蒸发，叫作出汗。

所以皮肤的出汗是为了带走体温，带走体温，他体温就应该降下来了，他发烧就应该停止了，除非他这个体温调节中枢上调了。正常人的体温是36～37℃，他体温调节中枢上调了，他的体温调节泵给体温调到了39℃、40℃。我们看这40℃的人，层层冒汗，但是他就烧，就不退。我们叫作大热、大渴、大汗、脉洪大，这个中医叫显火独燎，这时发表是不管用的。

但是如果它是寒热相争，那么它要通过发汗去带走体温，如果此时用物理降温法，或者用大剂量的石膏、知母等苦寒寒凉的药，那就容易把寒邪给闭住，中医就叫作形成伏邪。伏邪它不仅闭住寒邪，因为这种发热，是带着水分的，太阳为寒水之经，它不仅是受寒，它也可能受湿。寒与湿都能同见，那也一样会导致它闭在里面。就会出现"冬伤于寒，春必病温"。如果这个寒邪侵蚀入肺，它有可能在肺里面形成所谓的坚冰。

有人问我，以前讲柴苓汤不是可以合苓桂甘露饮吗？不是可以加石膏、滑石、寒水石吗？现在又说柴苓汤不能用石膏，那不是自相矛盾吗？

当时讲到柴苓汤化热，可以考虑石膏、滑石、寒水石，用苓桂甘露饮。那个时候是因为新冠肺炎到肺，它会引起肺炎，转入阳明。大家可以看到，我们当时的新冠肺炎方里没有说用羌活，无非就是柴苓汤和银柴消毒丹，一旦化热立刻用银柴消毒丹；如果有轻微化热的征象，可用柴苓汤加上石膏、滑石、寒水石。

由于当时的新冠肺炎病情进展很迅速，容易导致患者死亡。患者很快太阳表证没有了，随后就是甘露消毒丹证，肺部炎症、细胞因子风暴，肺里大量的炎性渗出，出现血氧饱和度快速降低，心肺衰竭，甚至导致患者死亡，它和现在的奥密克戎病毒不一样。

现在奥密克戎病毒基本不到肺，迅速转为阳明热证的少，所以水火交蒸的少，主要是寒热相争，在太阳经的症状多。如果它在太阳经，只要没有化热，太阳寒水闭住了肺，那就应该用二加柴苓汤。

就算这个病已经化热了，用完银柴消毒丹，其实到最后应该来一点柴苓汤，柴苓汤加少许的滑石、寒水石；或者完全热象没有了，就加一点滑石就行，滑石、甘草，六一散。因为他体质偏热，如果单纯用了柴苓汤，有的人不舒服，就因为他是银柴消毒丹证；把药给他持续地服用，吃上一周，彻底地把太阳的寒水给解了，防止以后肺上出现结节。

奥密克戎病毒要和最初的新冠病毒相区别，最初的新冠肺炎是疬病，具有高传染性和高致死性。现在的奥密克戎病毒是疫，它的传染性很强，但是致死性很低，所以奥密克戎病毒主要集中在上呼吸道，不到下呼吸道。集中在上呼吸道，所以它太阳表证更多；到了下呼吸道，那它出现阳明热证的就多，这个还是疾病发生、发展变化所导致的。所以，我们现在的二加柴苓汤就多了藿香、羌活、苍术这些药，甚至包括射干，都是从上面去治的，射干利咽走少阳，前面几个药都能走太阳经。所以退热更多使用羌活、防风，而不是石膏、滑石、寒水石。

三、阳明腑证

（一）胃家实

"阳明之为病，胃家实是也"，这个实，大家一定要弄清楚，哪几点让你看到它是实。

痛者为实，不减为实，转矢气为实，苔黄为实。如果说这个人腹满，喜欢按，按着又不痛，又按着舒服，这是虚。如果这个腹满，一会儿胀，饿了又不胀，这是虚。如果这个腹满，肚子软塌塌的，听不到肠鸣音，就是肠麻痹了，这是大黄附子汤，这是虚。如果这个人腹满，舌苔不黄，这是虚。舌苔黄，是食物被腐败以后产生的小分子硫化氢气体，像硫化氢之类染苔。

除了以上情况外，还有一条：脉沉而有力，大便一干结，脉就会变成一个沉脉，但是和少阴病的沉脉不同。少阴病是脉沉迟微细，没有力气，那是肾阳虚。这个是沉而有力，有力叫作实。

拒按，不喜欢按；不减，这是两条了；苔黄，这是三条了；转气，转矢气，这是四条；有力、脉有力，这是五条。还有一种腹满，叫作"腹不满，其人言我满"，那是有瘀血，那是太阳病的蓄血证。"阳明之为病，胃家实是也"。这五个实，大家是不是理解了。

比如，我的慢性阑尾炎，结石嵌顿了。嵌顿了之后，就进行了手术，麻醉之后，我很清醒，然后，术中切得我龇牙咧嘴地叫，麻醉师说："吴教授，放心放心，不叫不叫。"然后再推一针，全麻了。回来就肠麻痹，非得要给我灌承气汤，他们说我不懂急诊，因为我是干肿瘤的。然后灌得我死去活来，最后我坚持要求自己开药，大黄附子汤，一剂药下去，肠子就动了。那个不转矢气，肠麻痹了，那是个虚证。

所以，"阳明之为病，胃家实是也"。这个胃家实是腑证。经证，又怎么体现它的实？比如，"伤寒三日，阳明脉大"。谁脉也大？太阴病也大，"男子平人，脉大为劳"。气虚的人，经常表现为大脉，因为气虚生大热，一热起来脉又浮又大，所以《金匮要略》讲："男子平人，脉大为劳。"阳明脉大，是脉洪大。气虚生大热，那个浮大、无力的脉，是经不住按的。那和阳明病高动力循环、炎症反应的时候，洪大脉，有力而大的脉，不是一回事，这就叫作实，这就叫作胃家实。这就是区别。同样是手心冒汗，常见的是桂枝证。但如果是阳明病经证的手心冒汗，他在发热；如果是腑证的手心冒汗，排不出大便来，脉是沉而有力，和那个浮大无力的脉不一样。

所以这个六经辨证，大家说它是复杂还是简单？如果把这个模型弄明白了，是简单的，它的应用场景非常广泛，在各种场景下，都能够准确地辨别出疾病来，难就难在这个模型建立的过程。就是在大脑里面有一根强烈的六经辨证的这个弦，很难，当大家把这根弦建立起来了，不愁没有患者。

但是，理解六经辨证的这个过程是困难的。因为脏腑辨证，有肝气郁结、气虚六君子汤等，那多简单，但是那种判别很粗糙，信息量很少。临床在操作的时候，很多患者都气虚，都不知道这个六君子汤有效、无效，有效率也低。因为信息量很少，相互鉴别的东西很少，所以诊断出来只是个大方向，不像六经辨证能够准确地集中到一个方上去，甚至集中到一个药上去。这是其他辨证方法很难做到的。

发热和汗出、烦躁，都是外证。什么叫作外证？就是大热、大渴、大汗、脉洪大，发热、出汗、烦躁，这是阳明病的外证。后面就在讲阳明病的内证。内证包括两个，上消化道动力减退，是结胸；下消化道的动力减退，是腹满、不大便。阳明病包括胃和大肠。如果病在阳明大肠，那是三承气汤证，大承气汤证、小承气汤证、调胃承气汤证，或者厚朴三物汤证。如果病在消化道，就是阳明胃的问题，胃食管反流，是结胸。

（二）腹满

第一条，"病者腹满，按之不痛为虚，痛者为实，可下之。"就是说，阳明腑实，可下之；"按之不痛为虚"，太阴脾虚，当用温药。因为"病者腹满，按之不痛为虚"，指的是"腹满时减，复如故，此为寒，当与温药"。他说了两条，就是这个腹胀，如果按之痛，为实证，可下之，用大承气汤。那是不是腹胀，按之痛者，都为实？那里面有癌症，它还痛，那用大承气汤，下就解决问题了吗？就是在良性的疾病、功能性的疾病上面，腹胀，一按，他胀得痛，用大承气汤。也不能绝对地说按之痛者为实，那底下有个癌症，也按着痛。这话不能绝对，他在讲普通的疾病的时候，按之痛者为实，可下之，按之不痛为虚。

第二条，他这个腹满，叫"腹满不减，减不足言"。腹满不减，就是腹部一天到晚都胀，这个时候，当下之，用承气汤。减不足言，是文言文的倒装，应叫作减言不足。腹满不减，减言不足。减言，就是减，我们可以说它是不足。腹满不减，当下之，用承气汤。如果是减，我们可以说它是不足。怎么叫作不足？"腹满时减，复如故，此为寒，当与温药"，理中丸主之。什么叫作"腹满时减，复如故"？就是这个人腹胀，吃了东西腹胀，到了下一顿饭之前，一会儿又饿了，又不胀。为什么下一顿饭饿了的时候，又不胀？消化、吸收功能减退了，用的时间比较长，把这东西消化、吸收了之后，还是会饿，它也会不胀。

所以，腹满和腹胀，还有不同的。这个胀是主观感觉，满是客观体征，满是要去按的，躺在床上去摸的。因为我们讲过另外一条，"腹不满，其人言我满"，这是有瘀血。上一次课给大家讲了，腹胀，然后去按，软的，根本就不胀，这是有瘀血，是抵当汤证。

为什么这里要讲腹满？腹满是阳明腑实证的一个重要表现。阳明腑实证的特点就是痞、满、燥、实、坚。痞，是指胃胀，因为这下面的食物，肠道食物出不来，胃就不能排空，胃就胀。胃那个胀，上消化道的胀，是因为下消化道食物出不出去，肠道压力高了，胃的食物不往肠排，胃就痞，这是第一。第二就是满，第三就是实、燥、坚。坚就是成形的大便，燥就硬了，所以满是阳明腑实证的一个基本表现。但是这个满，它也可以表现为虚证，太阴脾虚也满，谁说满就一定是这个实证？

这就是说，腹满有虚实两种情况。

第一，这个满，按着不痛，虚证多；按着痛，有可能是实证，一个喜欢按，一个不喜欢按。简单地说，一个喜按一个拒按。

第二，满是持续的，实证多。如果说脾气虚的人，吃多了他就胀，然后消耗完了，饿了还想吃。就是"腹满时减，复如故，此为寒，当与温药"，用理中丸。

第三，"舌黄未下者，下之黄自去"。就是说这个实证的腹满，是一个黄苔。就是腹压很高，食物在肠道停留，导致肠道里面细菌过度腐败。食物里面的大量蛋白质没有被消化吸收，就会在肠道里面腐败，细菌把食物残渣腐败以后，就会产生一些小分子的气体。就是所谓的转矢气，那个气体就叫作矢气。矢就是有的放矢的矢，那个矢就是大便的意思。转矢气，就是肠子里面的气体，排放出来，在肠道里面的运行产生的声音叫肠鸣，就是要转矢气，才能够下，不转矢气不能下，因为如果没有肠鸣音，已经肠麻痹了。肠麻痹时，用大承气汤，人会难受，症状会更严重，因为肠子不动了。如果肠道是通的、又不转矢气的人，那用大黄附子汤，要温阳。肠麻痹了，用大承气汤，吃了更难受。

如果是大肠的问题，就会形成腹满。太阴病脉证提纲："太阴之为病，腹满而吐，食不下，自利益甚，时腹自痛。若下之，必胸下结硬。"为什么会下？因为太阴病腹满而吐。但是那个腹满和阳明病的腹满不同，那个腹满是病发于阴，阳明病的腹满是病发于阳。

重订365. 病者腹满，按之不痛为虚，痛者为实，可下之。（《金匮要略·腹满寒疝宿食病》篇）

重订365. 舌黄未下者，下之黄自去。（《金匮要略·腹满寒疝宿食病》篇）

重订361. 腹满不减，减不足言，当下之，宜大承气汤。（255）（《金匮要略·腹满寒疝宿食病》篇同）

重订366. 腹满时减，复如故，此为寒，当与温药。（《金匮要略·腹满寒疝宿食病》篇）

【太阴之为病，腹满而吐，食不下，自利益甚，时腹自痛。若下之，必胸下结硬。】

病发于阳和病发于阴怎么区别？病者腹满，按之不痛为虚，痛者为实，可下之。如果按之疼痛，腹满，可下，当然不是肿瘤，肿瘤也是按之疼，下了也不解决问题，包括单纯地下。就是一般的内科疾病，按之痛为实可下之，这是病发于阳，是阳明病。

那么，如果是"舌黄未下者，下之黄自去"，就是说这个腹满，如果表现为一个黄苔，那是阳明病，白苔是太阴病。"腹满不减，减不足言，当下之""腹满时减，复如故，此为寒，当与温药"。腹满不减，减不足言，就是腹部持续地胀，要用大承气汤下。如果腹满时减，一会儿胀，一会儿不胀，吃完饭胀，那下一顿饭前排空了，又饿了，又不胀了，吃了东西又胀，是脾的运化功能减退了。所以腹满不减，减不足言。减，减不足言，这是文言文的倒装，叫作"减言不足"。腹满不减，减言不足，就是减，我们说是不足。那么腹满不减，就是足，就是实。这一条就是在告诉大家鉴别病发于阳、病发于阴。病发于阳，腹满不减，胃家实是也。减言不足，太阴脾虚。胃家实，当下之，宜大承气汤。太阴脾虚，下之，必心下结硬。治疗的方法是"此为寒，当与温药"。要健脾，要补气，或者温脾，是个虚寒证。表明脾的运化功能减退了。当与温药，比如理中丸。

大家看，这是反复在讲鉴别病发于阳、病发于阴。"舌黄未下者，下之黄自去"，苔白就不能下。如果是白苔的腹满，是脾虚的人，就不是下之黄自去。还是在给大家鉴别病发于阳、病发于阴。这是内证的又一个症状，腹满。

重订635. 患者胸满，唇痿舌青，口燥，但欲漱水不欲咽，无寒热，脉微大来迟，腹不满，其人言我满，为有瘀血。（《金匮要略·惊悸吐衄下血胸满瘀血病》篇）

内证的腹满，要鉴别另外两种情况。第一种："患者胸满，唇痿舌青，口燥，但欲漱水不欲咽，无寒热，脉微大来迟，腹不满，其人言我满，为有瘀血。"就是说要鉴别一种情况，就是"腹不满，其人言我满，为有瘀血"。我们说腹满，如果是实证，应该用承气汤去下。就是说他觉得满，用手去按，这个腹压也是增高的，肚子鼓鼓的。可是他说腹胀，你一按，肚子软得很，根本就不胀。这个腹满是瘀血，这是抵当汤证。不是真正的腹部里面有什么东西，胃肠道的蠕动功能没有减退。

这一条，区别就是这个蓄血证。因为我们前面讲的腹满，都讲的是气分，而这一条讲的是血分。气分是"舌黄未下者，下之黄自去"。血分是"唇痿舌青"，就是口唇青紫，舌上瘀斑、瘀点。这种人说："医生，我腹胀。"你让他躺在病床上，给他按一下，一按，肚子软绵绵的，哪里胀？这说明是有瘀血，蓄血证了。阳明有蓄血，抵当汤下就可以，所以这就是区别在血分的疾病的方法，这个症状写得很细。

第二种，就是小柴胡汤证的腹满。

重订285. 阳明病，胁下鞕满，不大便而呕，舌上白苔者，可与小柴胡汤。上焦得通，津液得下，胃气因和，身濈然汗出而解。（阳明病篇·230）

上一条文说的这个人也是腹胀满，因为不大便而呕。同时也是一个白苔，是白苔就不应该用大承气汤去下。因为"舌黄未下者，下之黄自去"。那也不应该补脾，因为他多了一个胁下硬满，就是多了一个肝区不舒服。这种人的肝区不舒服，大便出不来，不大便而呕。这个不是我们讲的太阴脾虚，也不是阳明腑实证，而是小柴胡汤证，这个该疏肝。这也不是大柴胡汤证，因为大柴胡汤证是黄苔，大柴胡汤证是少阳合并阳明病，合并阳明腑实是黄苔。这种情况临床非常常见。

再讲一个非常常见的例子。痔疮的人就不好排便，痔疮的人十个有九个是小柴胡汤证。一般来说，我们治疗痔疮喜欢用补中益气汤，痔疮的人中气常常下陷，需要升提一下。但是很多时候补中益气汤效果并不好，得用小柴胡汤。我治痔疮就是用补中益气汤合小柴胡汤，也合五苓散。因为痔疮的人常常大便先干后溏，你看着他便秘吧，又腹泻，所以用小柴胡汤合五苓散。这种人也有中气下陷，又合补中益气汤。但是痔疮的人，不能用热药，热了就大便出不来，他就去用力，痔疮就要出来。所以就得把半夏、人参去掉，因为半夏抑制腺体分泌，大便容易干一些，人参吃了容易上火。患痔疮的这种人，用半夏又容易降气，因为他本身痔核突出。我常用的治疗痔疮的方法，就是小柴胡汤合补中益气汤合五苓散。五苓散因为大便先干后溏，痔疮的人几乎都是少阳证，还有点儿气虚，给黄芪、升麻，不太用人参，人参一用就干。人参和那个白虎汤，就是调平，一寒一温。它一用多了，大便就容易干，所以我喜欢用黄芪。治痔疮的乙字汤，那是日本学者研制出来的一个方，很好使，也是小柴胡汤的一个变化。如果大便已经干结了，加几克大黄，也没问题。他平时没发作的时候大便是不干的，是个白苔，这种情况很常见，它既区别于阳明病，又区别于太阴病。因为太阴病叫腹满而吐。这个不大便而呕，容易当成太阴病，也容易当成阳明病。其实都不是，因为胁下痞硬，脉弦，叫作"上焦得通，津液得下，胃气因和，身濈然汗出而解"，这个时候大便下去了。这是与腹满要相鉴别的。

（三）结胸

重订154. 病发于阳，而反下之，热入因作结胸；病发于阴，而反下之，因作痞也。所以成结胸者，以下之太早故也。（131）

【太阴病，外感易胃肠蠕动减退而不大便。下之里虚，邪气内陷，验之临床，太阴脾胃不足之人，外感之后，易转痞】

病发于阳，而反下之，热入因作结胸：【阳明】小陷胸汤。

病发于阴，而反下之，因作痞也：【太阴】半夏泻心汤。

上边条文是说如果是太阴病脾虚的人，感冒以后，胃肠道功能减退了，你以为是腑实证，给他下了，就形成痞证，就是痞、呕、利的那个痞证，这是脾虚的人。如果是阳明胃家实的人，平时体质壮实的人，本身这个时候还没有形成痞、满、燥、实、坚的大便，你给他下了，会形成结胸。结胸就是正心下按之疼，那个正心下按之疼就是胃食管反流病引起的贲门炎。这是内证的第一个症状，叫作结胸，小陷胸汤证，或者小陷胸加枳实汤证。张仲景是用小陷胸汤，吴鞠通加了枳实。加了枳实之后，处方的疗效更好，促进肠道蠕动，促进胃排空。这是胃的问题。

（四）不能食

重订352. 阳明病，谵语有潮热，反不能食者，胃中必有燥屎五六枚也；若能食者，但鞭耳。宜大承气汤下之。（215）

内证的第三个症状是能食不能食。上边条文又是文言文的倒装，这个换一句应该这么说："阳明病，谵语、有潮热、反不能食者，胃中必有燥屎五六枚也，宜大承气汤下之。若能食者，但鞭耳。"什么叫反不能食？阳明病，谵语，有潮热，应该是能食。就是说"合热则消谷善饥"。前面讲了合热则消谷善饥，应该食欲好。"反不能食者"，原因在于"胃中必有燥屎五六枚也"。这个胃中指的是胃家，大肠，应用大承气汤。这个能食，也是阳明病的一个内证，是对食欲的影响。

（五）中寒

重订420. 阳明病，若能食，名中风；不能食，名中寒。（190）

重订424. 阳明病，若中寒者，不能食，小便不利，手足濈然汗出，此欲作固瘕，必大便初鞭后溏。所以然者，以胃中冷，水谷不别故也。（191）

重订427. 若胃中虚冷，不能食者，饮水则哕。（226）

重订428. 伤寒大吐大下之，极虚，复极汗者，其人外气怫郁，复与之水，以发其汗，因得哕。所以然者，胃中寒冷故也。（厥阴病

篇·380）

　　阳明病还需要鉴别中寒。"阳明病，若能食，名中风；不能实，名中寒。"就是阳明病还有不想吃东西的。不想吃东西的就是胃有虚寒。"阳明病，若中寒者，不能食，小便不利，手足濈然汗出，此欲作固瘕，必大便初鞕后溏。所以然者，以胃中冷，水谷不别故也。""若胃中虚冷，不能食者，饮水则哕。"这一条可以用五苓散。其实最代表这一条的方，叫茯苓甘草汤。五苓散大家都会，但是实际上最标准的是茯苓甘草汤。茯苓甘草汤讲水浸入胃，是用苓桂术甘汤，去白术加生姜，白术健脾，生姜温胃。他这个胃中中寒，中寒以后大便初硬后溏，叫作"不尔，水渍入胃，必作利也"，这是张仲景的原文，就是说茯苓甘草汤不好，这个人就会出现稀溏的大便。而且大便先干后溏，或者说大便稀。"所以然者，以胃中冷，水谷不别也"，就是说胃中冷，水和谷都下去了，所以会出现先干后溏的大便。也正因为胃中虚冷，食欲减退。如果饮水则哕，喝了水就嗳气，而且胃里面哗哗哗地响，水停留在胃里面，这个方是茯苓甘草汤。茯苓甘草汤，大家就是说记不得，苓桂术甘汤去白术加生姜。白术是健脾的，生姜是温胃的，是用于胃中寒的。但是因为记不住，也可以用五苓散。五苓散相对来说针对性差一点，但是也有效。

　　所以后面一条叫："伤寒大吐大下之，极虚，复极汗者，其人外气怫郁，复与之水，以发其汗，因得哕。所以然者，胃中寒冷故也。"就是这个胃中虚寒的人，阳明中寒的人，再给他喝水多了，就哕，就嗳气。这个水下不去，停留在胃里面，胃就哗哗响。然后大便也开始表现先硬后溏，或者说稀溏的大便，代表方就是茯苓甘草汤，这个就是阳明中寒。阳明中寒，表现为不能食。中寒包括两个证，第一个就是单纯的胃寒。第二个是胃寒夹饮。阳明胃寒常常夹饮，因为"胃中冷，水谷不别"，就是阳明胃寒的人，夹饮的很多。就是说，阳明病都是个热证，都是个实证，"阳明之为病，胃家实是也。"但是，阳明病还有一个寒证。但是基本上以胃家实作为阳明病的代表证，但是也讲了寒证。

阳明病，不仅有热证，还有寒证。阳明病以热证为主，阳明病也有寒证，所以说"**阳明病，若能食，名中风；不能食，名中寒**"。阳明病不管它是什么，不管它是经证还是腑证，都是能吃的。只有形成痞、满、燥、实、坚的大承气汤证，才不能吃，食欲才不好。还有一种食欲不好，就是阳明中寒，就是胃里面有寒。阳明中寒除了食欲不好，也表现为手足汗出。所以，我们说一般阳明中寒是大便硬，大便不好解，手足汗出。但是这种中寒的手足汗出，大便是初硬后溏。一喝水就嗳气。所以饮水则哕，一喝水就要嗳气，这是阳明中寒的一个特点。阳明中寒就是胃里面有寒，胃中寒冷，故曰胃寒。

新冠这个病，有一个很特殊的情况是，脚凉的人，发生胃瘫的概率非常高，一旦给他用了伤阳气的药物，就容易发生胃瘫。什么东西伤阳气？清阳明热的药对脾胃虚寒的人就容易导致阳明中寒，因为太阴、阳明，它们是表里两条经。

《镜心斋校注伤寒论》第103条："**伤寒，厥而心下悸者，宜先治水，当服茯苓甘草汤，却治其厥。不尔，水渍入胃，必作利也。**"茯苓甘草汤就是苓桂术甘汤去白术，用生姜，生姜温胃，白术运脾。苓桂术甘汤能健脾行水，而茯苓甘草汤，生姜可温胃行水，因为一个在脾，一个在胃，所以茯苓甘草汤治胃瘫。

新冠容易引起胃瘫，如果你再重伤脾阳，太阴湿土进一步得不到迁正。太阴湿土之气，为什么不迁正呢？我们说理、气、象、数，气是动力。气不够，就不能够推动太阴湿土迁正，不迁正就阻碍少阳相火升天。那为什么气不够呢？你给他用石膏、知母、黄连，就会伤太阴的脾气，这样子就会导致水渍入胃，必作利也。

水渍入胃有个特点，会导致急性的胃瘫，是厥而心下悸，就是脚凉，突然之间脚特别凉，你以为他阳虚，不是！他的胃马上要不动了，这是他一个非常特殊的表现。而且这种人，如果他胃不瘫，他就要腹泻，茯苓甘草汤去白术用生姜，因为二加柴苓汤里有五苓散，有茯苓、桂枝、甘草，二加柴苓汤还有生姜，那就是有茯苓甘草汤在里面。所以，二加柴苓汤可以治胃瘫。

新冠引起的胃瘫，最特殊的表现就是——胃瘫之前，突然之间，患者觉得脚特别凉。这种人脾虚都很明显，再稍用苦寒重伤脾阳，太阴湿土不迁正，少阳相火不升天，他胃就不动了；相火不升天，阳气不输布，就没有动力，他就胃瘫了。

所以对于新冠这个病，他的手脚凉，有好多种情况。这些情况不是理论分析出来的，我们都见过，在群里面好多群友都把这些情况讲出来了，我们在临床实战中见得太多了，我们讲的像这些厥，都不是理论分析，都是实战经验的总结，大家在临床上只要看到的患者多了，新冠的病例都能见到。

还有一个问题就是这种阳明中寒的手脚凉，常常会被误认为阳虚，投干姜、附子。真正阳虚的人得了新冠，只要没有化热，干姜、附子也有能快速缓解症状。但是临床上看见很多被误断为阳虚的患者，尤其对这种胃瘫的患者，或者阳气不足又化热的患者，或者血虚的患者（贫血导致外周循环末端血供差，产热不足，进而手足冷，多为小细胞低色素性贫血，中医常表现为气血两虚的八珍汤证或十全大补汤证），误用干姜、附子后果十分严重。

（六）宿食

重订395. 脉数而滑者，实也，此有宿食，下之愈，宜大承气汤。（《金匮要略·腹满寒疝宿食病》篇）

重订400. 脉紧，头痛，风寒，腹中有宿食不化也。（一云：寸口脉紧。）（《金匮要略·腹满寒疝宿食病》篇）

另外阳明病还有一个症状，就是宿食，是说指堆积在肠道里面的东西，有气，用枳实、厚朴；有屎，用大黄；有瘀，用抵当汤、水蛭、虻虫；还有就是食，就是吃进去没消化的东西。"脉数而滑者，实也，此有宿食，下之愈，宜大承气汤。"脉数而滑者，实也。"阳明之为病，胃家实是也。"胃家实，就是这么个原因，所以叫作"实也"。但是，脉跳得快，又滑。滑是有宿食，就是食物没消化，堆在肠道里面了。宜下之，下之宜大承气汤。这是阳明病的特点。

这个宿食，可以和太阳病相鉴别，因为太阳病有脉紧、头痛、风寒。头痛、恶风、恶寒，脉紧，这显然是一个麻黄汤证。但是一定要注意，麻黄汤证不会见到肌紧张，肌张力增强。腹胀，肌紧张，肌张力增强，这是腹中有宿食不化也。就是这个食积的小朋友，在化热之前——因为食积可以化热，保和丸加连翘——小孩子经常告诉我们头痛，告诉我们怕风。他的脉摸着紧，我们容易当成麻黄汤证。但是这种小孩简单地说，就是吃东西没消化，他不是感冒了。他刚刚吃东西腹胀了以后，出现头痛怕风，摸着是一个紧脉，是宿食的表现，就是吃东西吃多了没有消化的表现。这个区别于太阳病。我们成人吃东西吃多了的表现主要就是脉数而滑，"脉数而滑，实也"，指的"胃家实是也"。

（七）蓄血

重订403. 阳明证，其人喜忘者，必有蓄血。所以然者，本有久瘀血，故令喜忘。屎虽鞭，大便反易，其色必黑者，宜抵当汤下之。（237）

另外，阳明病的喜忘，这是精神症状。阳明病的精神症状，常见的有两个。

第一个精神症状是烦躁谵语，这是阳明病的一个精神症状，尤其是下午的时候。烦躁谵语，这在气分。第二个精神症状就是喜忘，在血分。"阳明证，其人喜忘者，必有蓄血。所以然者，本有久瘀血，故令喜忘。屎虽鞭，大便反易，其色必黑者，宜抵当汤下之。"这周门诊就刚看了一个。我问他记性好不好，他说记不住了，最近这个记性太差了。然后他说大便颜色深。我说是不是，不是黄的，而是偏黑的。他说是。大便成形吧？成形，好解。那抵当汤就上去了。但是因为药房没有虻虫这个药，所以抵当汤也给改了，用水蛭、土鳖虫、桃仁、大黄、桂枝。因为药房没有药，也得看病，可能也有效。为什么说可能？因为虻虫能增强水蛭疗效，这个我们做过研究，虻虫和水蛭合用比单用的效果要好。两个药，中医有个七情，相须，增强疗效。但是没有虻虫，我们用土鳖虫来代，换点其他药。大概是这么个处理方法。

所以阳明蓄血有3个症状：喜忘、腹满、发热。阳明病讲了阳明气分的是承气汤证，血分的是抵当汤证。抵当汤证有3个症状，喜忘、发热、腹满。

阳明是气分证，其实阳明还有血分证。前面讲的承气汤，是气分证，还有血分证。血分证有瘀血，其人喜忘。脑萎缩有一个原因，就是脑供血不足。脑供血不足可以是气虚，脑供血不足，气虚血上不去，也可以是瘀血。气虚上不去的脑供血不足，那是太阴病。还有瘀血导致的脑供血不足，那是阳明病。当然还有激素水平低了，衰老导致的脑萎缩，那是少阴病。不管是气虚导致的脑萎缩，还是衰老导致的脑萎缩，喜忘，都是病发于阴。阳明病瘀血导致的脑供血不足，那是病发于阳，这个人便秘。又有便秘，又有舌质青紫、紫暗、瘀斑、瘀点，那是阳明病导致的喜忘，那是阳明的血分证，那是抵当汤证，和太阳蓄血证的方是一个方，抵当汤。为什么说是阳明病？"屎虽鞭，大便反易，其色必黑"。大便干，但是又好解，颜色黑。这就和气分证不一样。气分证，大便干，颜色黑，不好解。大承气汤证大便是不好排的。大便又干，颜色又黑又好解，这又和出血不一样。出血也会导致大便黑，柏油样变，但是大便好解，大便不硬，大便是稀的。

阳明血分证和出血又不一样，和阳明病的气分证有关。这种脑萎缩，记忆力减退，补肾效果不好。抵当汤一吃，这个记性就好了，因为它是瘀血导致的。

脑供血不足，说明气虚，气虚血上不去。有瘀血时，脑的循环也不好。一个是虚证，一个是实证。还有可能是激素水平低了，衰老，那是少阴病，那些都是病发于阴，阳明瘀血导致的脑萎缩是病发于阳。

四、小结

如何去区别阳明病，去认识阳明病，我们大体过了一遍，再给大家总结一下，如何去判断这个人是阳明病？阳明中寒不能食，它和太阴病有什么区别？

等我们把整个六经为病脉证提纲讲完了，每一个症状，大家就知道这个症状是病发于阳，病发于阴，是在阳经的哪一经，或者在阴经的哪一经。六经辨证，一定要把这个模型建立起来。只有把这个模型建立起来了以后，在临床上去运用，是最简单的。越复杂的模型，在实际操作的时候还是简单的。只要这个模型不是过分复杂，复杂程度有个临界点，模型从简单到复杂，到了很复杂的模型，它就很难操作了。但是模型在超过这个临界点之前，越复杂，越好操作。因为在操作中，这个信息量较大，在这个使用中间去区别的时候，会越容易。

还讲了气虚，实际上在区别上很难。气虚的临床太多了，究竟该用哪个方？那气虚的患者很多。就是八纲辨证的信息量太低了，或者脏腑辨证的信息量太低了。信息量越高，学起来越难。但是在操作的时候，在鉴别疾病的时候越简单。因为这个疾病，就能让大家看得越清楚。

阳明病主要的脉证提纲就是一条："阳明之为病，胃家实是也。"这一条脉证提纲，大家很少去研究它。因为这条脉证提纲是六经提纲证唯一一条讲病机的，什么都没说。没有内容，但是内容最丰富。六经为病脉证并治的脉证提纲，其他五条经讲的都是脉证治。

什么叫脉证治？"太阳之为病，脉浮，头项强痛而恶寒"讲的是证，太阳病讲的是脉证。太阴病讲的是证和治。"太阴之为病，腹满而吐，食不下，自利益甚，时腹自痛"，这是证。还有讲治，"若下之，必胸下结硬"，这是讲治。怎么治，下和不该下，那为什么会下？因为"太阴之为病，腹满而吐"，他把这个腹满而吐当成了阳明病，才会下。而太阴病是个虚证，阳明病是个什么？"阳明之为病，胃家实是也。"腹胀，有虚、有实，实的那个是承气汤证，虚的那个是理中丸证之类，或者厚朴生姜半夏甘草人参汤证。所以说"若下之，必胸下结硬"，就是说有人把这个腹满而吐当成了阳明病，给了，导致痞证。因为这个太阴病，这个腹满而吐是虚证。所以我们讲其他经的脉证提纲都是讲脉证治，有的讲脉证，有的讲证治。"少阳之为病，口苦、咽干、目眩也"，还有讲："少阴之为病，脉微细，但欲寐也。"少阳病讲的证。少阴病"脉微细，但欲寐"，讲的是脉和证。"厥阴之为病，消渴，气上撞心，心中疼热，饥而不欲食，食则吐蛔，下之利不止"，这是证治。为什么会下？因为"厥阴之为病，消渴，气上撞心，心中疼热"，这是个什么表现？这是栀子豉汤证、栀子厚朴汤证的表现。那阳明病出现"上撞心，心中疼热"，出现胸烦，胃食管反流证，用栀子豉汤，便秘的加大黄去下。加枳实加大黄，卧起不安加厚朴。他整成了阳明病，然后才下之。下之利不止，腹泻。就是误治，治坏了。所以，大家看这个脉证提纲，讲的内容很丰富。其他经都是脉证治，唯独阳明经的脉证提纲，讲的是病，讲病机。

"阳明之为病，胃家实是也"，落实到一个字——实。胃，胃家不等于胃。胃家指的是阳明胃和阳明大肠。阳明胃和阳明大肠都属于胃家。家是什么意思？家是一群的意思，比如伤寒家，是一群的意思，不是一个人。它是一个类别，是个品类。所以它不仅指胃，也指了阳明大肠。实就是阳明病的基本病机，是个实证。这是六经提纲中唯一一条讲病机的。

为什么是实证？首先说这个胃家，胃家包含了阳明大肠，见于这一条："胃中必有燥屎五六枚也。"胃里面是没有燥屎的，阳明大肠里面才有屎。所以胃指的是胃家，不完全是单纯的胃。

实，怎么个实？又有一条来讲阳明的实证，叫作"伤寒三日，阳明脉大。"就是说这个阳明病，不管是阳明在经，大热、大渴、大汗、脉洪大，还是阳明在腑，或者是阳明腑实证，脉沉，沉实有力。洪大脉、沉实有力，这都是在讲阳明病的脉，是大而有力的一个脉。它可以浮，阳明在经是偏浮的，就是那个洪大脉，不是我们讲的太阳病的那个浮脉，它是相对于沉脉而言。阳明在腑，大便硬了，脉就掉下去了，它脉是实的，有力的，这是一个基本特征。这是所谓胃家实是也，这个胃家实是基本特征。

所以我们把所有的东西综合起来，阳明病的核心，"阳明之为病，胃家实是也"。这是六经提纲证唯一一条讲病机的，其他都是讲脉证治，只有阳明病讲病机。抓住阳明病这一条，"胃家实是也"。就算阳明中寒也常常是个实证，它是苓桂术甘汤去了白术健脾，加了生姜温胃，茯苓甘草汤，里面还有水，这是阳明胃家实的一个特点。为什么五苓散没有茯苓甘草汤好？五苓散用白术健脾，茯苓甘草汤用生姜温胃。这就是区别。

所以"阳明之为病，胃家实是也"，这是最基本的病机。胃家指的是胃和大肠。比如阳明经证，"伤寒三日，阳明脉大"，它是一个洪大的脉。如腑证，是一个沉实有力的脉，那是阳明腑证，都是一个实证。太阴病就是一个虚证，"太阴为病，脉弱"，"以其人胃气弱，易动故也"，就是太阴虚证。那么太阴阳明经常兼夹着：桂枝汤还可以加大黄，白虎汤还可以加人参。可以虚实互见。

阳明病分外证和内证。外证就是阳明经证，大热、大渴、大汗、脉洪大；内证就是阳明腑实证。外证主要是两个症状，发热、出汗，即大热、大渴、大汗、脉洪大，主要是发热、汗出，这是它的主要症状，当然还有口渴。

最具代表性的鉴别就是发热，它的发热是但热不寒。初起时可以有恶寒不热，几个小时之内就会发热。这个发热可以一天都发热，但是到黄昏下午的时候，发热更重。这就是阳明病发热的一个特征。理解了这一点，你就理解了为什么补中益气汤可以加石膏。为什么盛夏的补中益气汤加点石膏效果更好，比单用补中益气汤更好，石膏可以降低这个人的基础代谢水平。因为基础代谢水平越高，气虚症状越严重，因为他的代谢水平跟不上。比如，在发热的时候去鉴别病发于阴、病发于阳。发完汗以后，"恶寒者，虚故也；不恶寒，但热者，实也"，这些都是告诉我们要鉴别病发于阴、病发于阳。还有一个就是烦躁，因为发热就烦躁，交感神经兴奋，这是它的特点。而且烦躁是下午的时候加重，就是5—7点的时候，正好是阳明当令（参见彩图11），这个时候症状最重。

阳明病的发热一个是伴烦躁，一个是食欲增强。"合热则消谷喜饥"，就是食欲增强。

还有就是汗出。汗出是"濈然微汗出"，是一天24小时都有点汗，持续地出汗。如果这个出汗表现为手和足，尤其是手心冒水，有的患者一看手心都冒水，不是少阳病，不是太阳病，那就是阳明病，因为大便不好解。不是桂枝证，太阳或者太阴的桂枝证；又不是少阳（阳气被郁）的焦虑症，那个四逆散证。就是大便不好解，需要问患者大便好不好解。

阳明病外证就是发热、汗出。发热就伴有烦躁，这是它的外证：发热汗出，发热伴烦躁。发热的时候，食欲还增加，这是它的外证。阳明病内证在上消化道是结胸，胃的动力减退，胃食管反流病，结胸；在下消化道是腹满、不大便。这个腹满、不大便要相区别。区别阳明病腹满、不大便，那是胃家实。区别少阳的腹满、不大便，那是小柴胡汤证。区别太阴病的腹满，那是太阴病的健脾的问题。比如桂枝汤，或者桂枝加芍药汤。那么腹满的病发于阳、病发于阴，给了好多条。按之痛为实，按之不痛为虚。一个病发于阴，一个病发于阳。"舌黄未下者，下之黄自去"，苔黄病发于阳，苔白病发于阴，当然不完全病发于阴，还有小柴胡汤证，一般来讲是脾虚。腹满不减，减言不足。腹满不减病发于阳，减言不足病发于阴。就是告诉大家其中的区别。另外腹满，在阳明病既有气分，又有血分。血分是唇痿、口舌青。口唇青紫，舌上瘀斑。患者自己说腹胀，医生一摸不胀。是有瘀血，要下之。那如果是个白苔，就是脾虚，当然也有例外，比如小柴胡汤证，就是个白苔、腹满，但是有胁下痞硬。这是腹满的内证。

还有就是能食。他的食欲是好的，如果食欲不好，就是大承气汤证。当然，如果说在内伤的时候，是小承气汤证、调胃承气汤证，食欲可能也不好。因为这个时候它合热，外感它合热，食欲也好一些，代谢增强了。内伤的时候没有这个过程，所以用小承气汤、调胃承气汤，食欲也不好。大家要辨证来看。条文说"谵语有潮热，反不能食"，你看它有一个"反"。为什么叫反不能食？因为有谵语、有潮热，代谢增强，食欲应该增加。反不能食，已经是大承气汤证了。如果是内伤，没有谵语与潮热，对不对？只要大便不好解，食欲就可能减退。

另外一个就是鉴别宿食。宿食，小孩宿食像感冒，所以可以用保和丸，都能够治这种情况。另外大人的宿食就是脉数而滑，实也，就是"胃家实是也"。就是胃家实，我们大承气汤治的是屎，里面装着屎。这里讲的大承气汤的胃家实指的是什么？里面装的是食，没消化的食物。

当然阳明有中寒的，阳明中寒的特点就是食欲不好。阳明中寒常常夹有饮，水谷不别，"胃中冷，水谷不别"，常常夹饮。大便表现为稀溏便或者先干后溏。一喝水就开始嗳气，而且腹部哗哗响，那是茯苓甘草汤证。记不住用五苓散，但茯苓甘草汤是最对证的。

然后，区别阳明蓄血证的特点，在血分上，他的特点是腹满的时候，伴有发热，食欲好，可以有喜忘。所以阳明病核心的病理讲了腹满和食欲，腹满和能食这是它的内证。当然，内证里面有结胸、有腹满。外证就是发热和汗出。不管是外证发热、汗出，还是内证的腹满、不大便，都是胃家实。核心病机就是胃家实。记住有在气分，还有在血分的。在血分的就是那个抵当汤证，阳明蓄血。这个腹满装的有屎，也可以装的有食。装的有食就用阳明宿食证的大承气汤。后世不用大承气汤，到了李东垣用枳实导滞丸。枳实导滞丸只是用得更加的丰富了，这个处方考虑更周全了。那大承气汤就是急则下之，先把这个食物下去再说。

总而言之，这就是真正去体现阳明病的胃家实是也。那么，阳明病的胃家实特别要相区别的，就是太阴病。读完阳明病，我们再看太阴病脉证提纲。

参考文献

[1] 吴雄志. 吴述伤寒杂病论研究[M]. 沈阳：辽宁科学技术出版社，2016.

[2] 吴雄志. 吴述伤寒汇通[M]. 沈阳：辽宁科学技术出版社，2019.

[3] 吴雄志. 中医生理学[M]. 沈阳：辽宁科学技术出版社，2021.

[4] 吴雄志. 中医免疫学[M]. 沈阳：辽宁科学技术出版社，2021.

[5] 吴雄志. 太阴肺湿热瘟病（冠状病毒性肺炎）防治指南 [J/OL]. 经典中医研究.
https：//www.tmrjournals.com/ccmr/CN/10.12032/CCMR2020004.

[6] 吴雄志. 镜心斋校注伤寒论[M]. 沈阳：辽宁科学技术出版社，2022.

后　记

本书从作者讲解到上线，再到出版，得到了太湖学堂诸多社工的支持。在本书的整理出版过程中，他们在文字组组长李晶老师的带领下，参与听打、文字校对、整理，前后几易其稿，历时一年，方得成书。其中多少艰苦，不足道也。"伤寒传习录"课程还有大量内容，还需要继续校对、整理，希望经过大家的努力，可以让《伤寒传习录》（下部）尽快整理出版，与广大读者见面。

本书也是作者运用逻辑学等诸多知识重新解构伤寒，剖析其中逻辑思维与象思维，建立六经系统发育树，并形成了阶元、标型系统。因为出版需要，有部分内容无法完全在文字中进行呈现。课程完整内容，请读者诸君，下载一路健康App，进入太湖学堂—学士班—必修—伤寒传习录，自行学习。由于时间、水平等限制，本书有任何错误之处，为整理者水平所致，与作者无关。

本书第七章第三节中"新冠发热"、阳明腑证"中寒"中最后六行文字，非"伤寒传习录"课程内容，乃作者所讲"玄机奥旨"课程中的内容，因与六经关系密切，且有助于理解六经及时疫治疗，故分别增补进来。

参与听打、校对社工：李晶、周国栋、周友成、叶焰均、张庆娟、孙德法、常艳卿、孙春利、舒贺华、文钦、张炜、夏艳华、赵秀霞、杨江、高璟、李明星、吴燕飞、窦勇、孙成力、吴彦恩、伍辉远、胡立群、刘丁、姚琛科、李晓丹、黄廉鑫。

参与二校社工：窦勇、张庆娟、李晶、沈佳。

参与三校社工：陈磊、李侠、张艳娟、孙崇铎、孙成力、孙迎春、沈佳。

图片提供：王艺晓、何慧茹、沈佳、莫艳芳。

文字统筹：李晶。

全书统筹：沈佳、窦勇。

彩　图

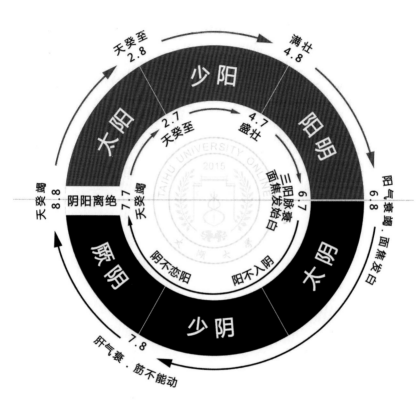

彩图1　六经化生示意图

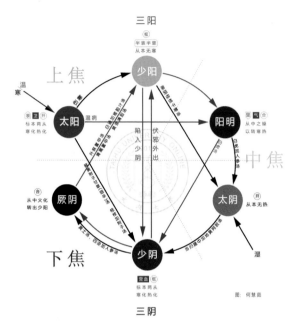

彩图2 六经传变示意图

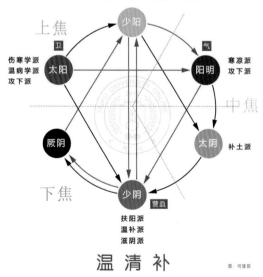

彩图3 医门一统示意图

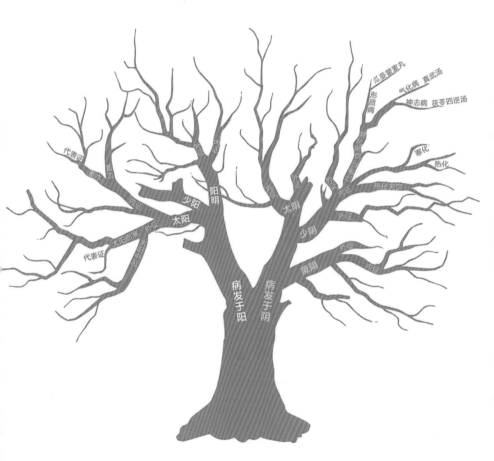

彩图4　六经系统发育树示意图

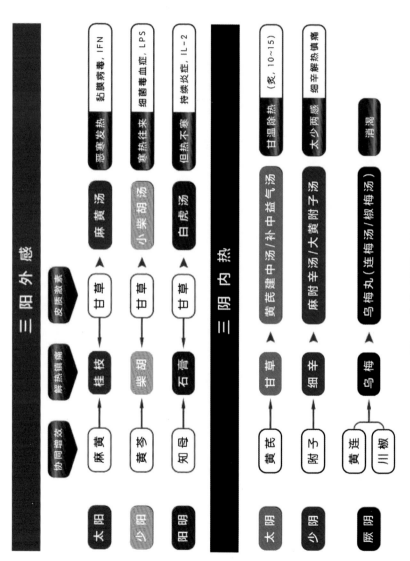

彩图5　解热法用药示意图

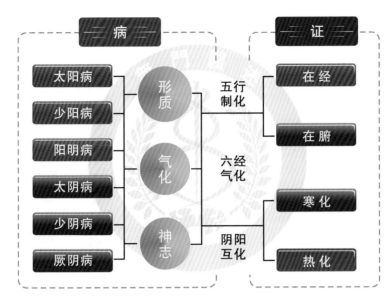

彩图6 六经病证归一法示意图

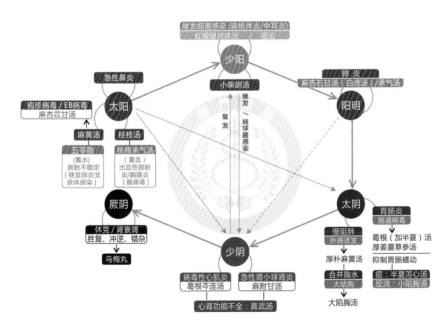

彩图7 从感冒看六经模型图解

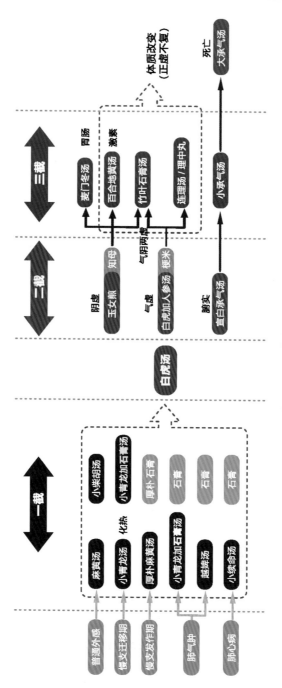

彩图8　吴门截断法示意图

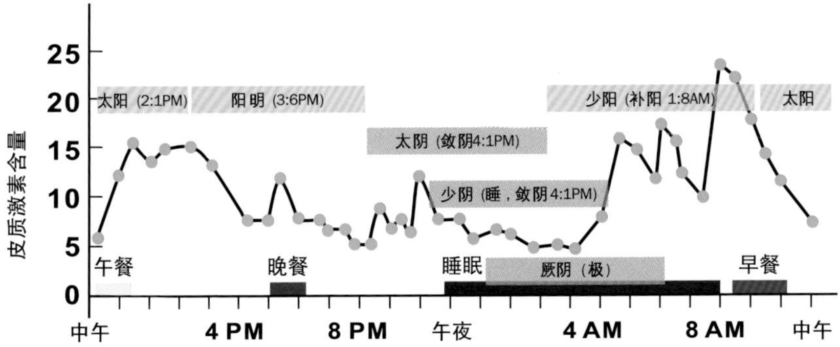

彩图9　皮质激素昼夜节律示意图

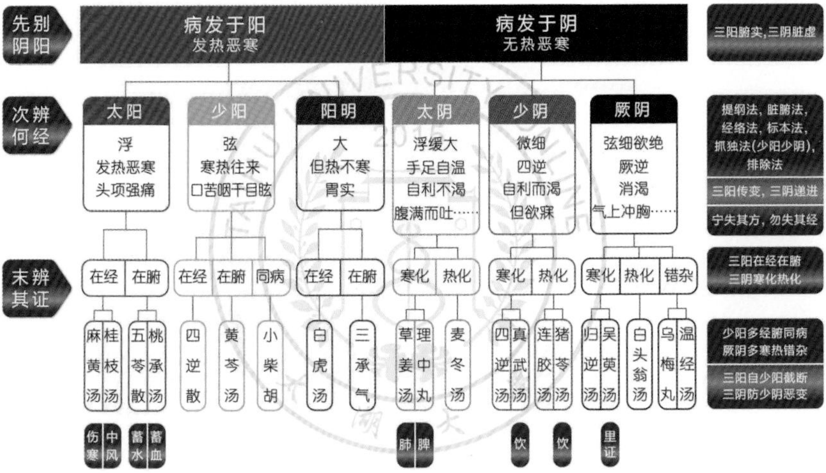

彩图10　聚类法示意图

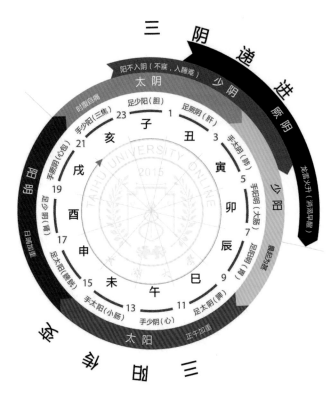

彩图11　六经欲解时示意图

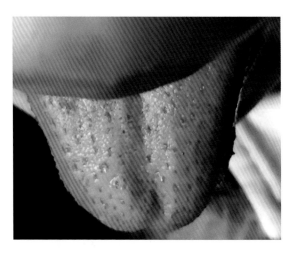

彩图12　芒刺舌